Implantat-Akupunktur

Rolf Wlasak · Stefan Lobner

Implantat-Akupunktur

Präzisionstherapie für neurologische und psychosomatische Krankheiten sowie für chronische Schmerzerkrankungen

2. Auflage

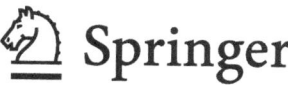

Rolf Wlasak
Meerbusch, Deutschland

Stefan Lobner
Meerbusch, Deutschland

ISBN 978-3-662-71293-1   ISBN 978-3-662-71294-8 (eBook)
https://doi.org/10.1007/978-3-662-71294-8

Die Deutsche Nationalbibliothek verzeichnet diese Publikation in der Deutschen Nationalbibliografie; detaillierte bibliografische Daten sind im Internet über https://portal.dnb.de abrufbar.

© Der/die Herausgeber bzw. der/die Autor(en), exklusiv lizenziert an Springer-Verlag GmbH, DE, ein Teil von Springer Nature 2012, 2025

Das Werk einschließlich aller seiner Teile ist urheberrechtlich geschützt. Jede Verwertung, die nicht ausdrücklich vom Urheberrechtsgesetz zugelassen ist, bedarf der vorherigen Zustimmung des Verlags. Das gilt insbesondere für Vervielfältigungen, Bearbeitungen, Übersetzungen, Mikroverfilmungen und die Einspeicherung und Verarbeitung in elektronischen Systemen.
Die Wiedergabe von allgemein beschreibenden Bezeichnungen, Marken, Unternehmensnamen etc. in diesem Werk bedeutet nicht, dass diese frei durch jede Person benutzt werden dürfen. Die Berechtigung zur Benutzung unterliegt, auch ohne gesonderten Hinweis hierzu, den Regeln des Markenrechts. Die Rechte des/der jeweiligen Zeicheninhaber*in sind zu beachten.
Der Verlag, die Autor*innen und die Herausgeber*innen gehen davon aus, dass die Angaben und Informationen in diesem Werk zum Zeitpunkt der Veröffentlichung vollständig und korrekt sind. Weder der Verlag noch die Autor*innen oder die Herausgeber*innen übernehmen, ausdrücklich oder implizit, Gewähr für den Inhalt des Werkes, etwaige Fehler oder Äußerungen. Der Verlag bleibt im Hinblick auf geografische Zuordnungen und Gebietsbezeichnungen in veröffentlichten Karten und Institutionsadressen neutral.

Springer ist ein Imprint der eingetragenen Gesellschaft Springer-Verlag GmbH, DE und ist ein Teil von Springer Nature.
Die Anschrift der Gesellschaft ist: Heidelberger Platz 3, 14197 Berlin, Germany

Wenn Sie dieses Produkt entsorgen, geben Sie das Papier bitte zum Recycling.

Vorwort

Die Implantat-Akupunktur verbindet Schulmedizin mit Naturheilverfahren, um bei der Behandlung chronischer Erkrankungen bessere und nachhaltigere Ergebnisse zu erzielen.

Mini-Implantate werden dauerhaft (Titan-Nadeln) oder vorübergehend (auflösbare Nadeln) unter die Haut der äußeren Ohrmuschel gesetzt, um die Freisetzung von körpereigenen Botenstoffen und Hormonen zu ermöglichen. Hierdurch kann die Krankheitsaktivität und die Symptomatik bestimmter Erkrankungen deutlich verringert werden. Zudem können ggf. auch Medikamente und deren Nebenwirkungen reduziert werden.

Durch Implantat-Akupunktur lassen sich bestimmte Erkrankungen in Kombination mit schulmedizinischen Leitlinien wirksam behandeln, wie z. B. Morbus Parkinson, Restless-Legs-Syndrom, chronische Schmerzsyndrome, psychosomatische Krankheitsbilder und auch andere neurologische Erkrankungen.

Das Buch bietet eine fundierte Einführung in die Grundlagen, Wirkmechanismen und Durchführung der Implantat-Akupunktur. Zusätzlich liefert es wertvolle Hinweise zur Behandlungsplanung, Patientenkommunikation und Integration der Methode in bestehende therapeutische und schulmedizinische Konzepte.

Das Werk richtet sich an Ärztinnen und Ärzte aller Fachrichtungen und hilft auch Patienten und deren Angehörige, die jeweilige Krankheit besser zu verstehen und einzuordnen.

Nach dem Grundlagenbuch aus dem Jahre 2012 ist dieses Werk ein unverzichtbarer Leitfaden für Therapeuten und Patienten, die nach effektiven und wirksamen Behandlungsmethoden suchen.

Rolf Wlasak
Meerbusch, Deutschland

Stefan Lobner
Meerbusch, Deutschland

Danksagung

Unser persönlicher Dank gilt **Christoph Herting**. Seine fachliche und analytische Unterstützung bei der Konzeption und Ausarbeitung des Buches waren in jeder Hinsicht eine große Bereicherung.

Wir bedanken uns auch bei **Daniel Quensen**. Seine fundierten Anmerkungen sowie sein tiefes Verständnis für die psychosomatischen Zusammenhänge haben maßgeblich zur Präzisierung zentraler Argumentationslinien beigetragen.

Für die hervorragende Zusammenarbeit mit dem Springer-Verlag möchten wir uns ganz herzlich bei Frau Renate Eichhorn und bei Frau Zoé Germain bedanken.

Inhaltsverzeichnis

1	Einführung in die Implantat-Akupunktur	1
2	Die Implantate	5
2.1	Titan-Implantate	6
2.2	Die Implax-Nadel	6
2.3	Die Templax-Nadel	8
2.4	Der Wirkungsmechanismus der Implantate	9
3	Die Anwendungsgebiete der Implantat-Akupunktur	11
3.1	Morbus Parkinson	15
3.1.1	Entstehung und Klassifikation	15
3.1.2	Abgrenzung zum essenziellen Tremor	17
3.1.3	Implantat-Akupunktur	17
3.2	Restless-Legs-Syndrom	23
3.2.1	Ursachen und Entstehung	23
3.2.2	Symptome	24
3.2.3	Medikamentöse Therapie	26
3.2.4	Implantat-Akupunktur	26
3.3	Aufmerksamkeitsdefizit- und Aufmerksamkeitsdefizit-/Hyperaktivitätsstörung	29
3.3.1	Klassifikation und Symptome	29
3.3.2	Einfluss- und Umweltfaktoren	30
3.3.3	Abgrenzung von und Schnittmengen mit anderen Phänomenen	34
3.3.4	Medikamentöse Therapie	34
3.3.5	Implantat-Akupunktur	35
3.4	Multiple Sklerose	37
3.4.1	Klassifikation und Ursachen	38
3.4.2	Therapeutische Strategien	38
3.4.3	Implantat-Akupunktur	40
3.5	Demenz und Morbus Alzheimer	43
3.5.1	Ursachen und Formen	43
3.5.2	Implantat-Akupunktur	45
3.6	Polyneuropathie	49
3.6.1	Symtome und Ursachen	49
3.6.2	Klassifikation	51
3.6.3	Implantat-Akupunktur	51
3.7	Neuralgien und neuropathischer Schmerz	53
3.7.1	Klassifikation der Neuralgien	53
3.7.2	Implantat-Akupunktur	53
3.8	Kopfschmerzen und Migräne	55
3.8.1	Formen und Ursachen	55
3.8.2	Implantat-Akupunktur	56

3.9	**Chronische Rückenscherzen**	58
3.9.1	Ursachen	58
3.9.2	Implantat-Akupunktur	59
3.10	**Arthrose**	61
3.10.1	Ursachen und Symptome	61
3.10.2	Behandlung	61
3.10.3	Implantat-Akupunktur	62
3.11	**Rheumatische Erkrankungen**	63
3.11.1	Erkrankungen des rheumatischen Formenkreises	63
3.11.2	Implantat-Akupunktur	64
3.12	**Schlafstörungen**	65
3.12.1	Funktionen des Schlafes	65
3.12.2	Wirkungen von Akupunktur	66
3.12.3	Implantat-Akupunktur	67
3.13	**Wechseljahresbeschwerden**	68
3.13.1	Ursachen und Symptome	68
3.13.2	Medikamentöse Therapie	69
3.13.3	Implantat-Akupunktur	69
3.14	**Depressionen und Stimmungsschwankungen**	70
3.14.1	Ursachen und Symptome	70
3.14.2	Implantat-Akupunktur	72
3.15	**Allergische Erkrankungen**	74
3.15.1	Allergieformen und Symptome	74
3.15.2	Implantat-Akupunktur	75
3.16	**Infektanfälligkeit und Immunsystemschwäche**	76
3.16.1	Auslösende Faktoren	77
3.16.2	Implantat-Akupunktur	77
3.17	**Long-COVID-Syndrom**	78
3.17.1	Entzündungen und Überreaktion des Immunsystems	78
3.17.2	Implantat-Akupunktur und Vagusnervstimulation	79
3.18	**Erschöpfung und Burn-out**	81
3.18.1	Ursachen	81
3.18.2	Implantat-Akupunktur	82
3.19	**Fibromyalgie**	83
3.19.1	Symptome und Ursachen	84
3.19.2	Implantat-Akupunktur	84
3.20	**Angstsyndrome**	85
3.20.1	Ursachen	86
3.20.2	Implantat-Akupunktur	87
3.21	**Tinnitus**	88
3.21.1	Symptome, Ursachen und Behandlung	88
3.21.2	Implantat-Akupunktur und Vagusnervstimulation	89
3.22	**Altersbedingte Makuladegeneration**	91
3.22.1	Formen und Ursachen	91
3.22.2	Implantat-Akupunktur	92

Inhaltsverzeichnis

3.23	**Schlaganfall und Mini-Infarkte**	93
3.23.1	Wirkungen von Akupunktur	94
3.23.2	Implantat-Akupunktur	94
3.24	**Übergewicht**	95
3.24.1	Strategien zur Gewichtsreduktion	95
3.24.2	Implantat-Akupunktur	96
3.25	**Suchterkrankungen**	97
3.25.1	Entstehung	97
3.25.2	Implantat-Akupunktur	98
3.26	**Übersicht über die Anwendungsgebiete**	100
4	**Nach der Behandlung**	103
4.1	**Grundeinstellung**	104
4.2	**Selbstregulation**	104
4.3	**Selbstachtung**	106

Serviceteil

Weiterführende Literatur 109
Stichwortverzeichnis 111

Autoren

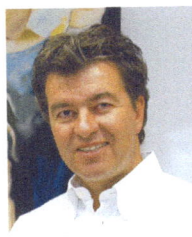

Dr. med. Rolf Wlasak Facharzt für Allgemeinmedizin, ist Pionier auf dem Gebiet der Implantat-Akupunktur und gilt als einer der führenden Experten dieser neuen Behandlungsmethode. Er engagiert sich seit vielen Jahren in Forschung, Lehre und Praxis. Dr. Wlasak untersuchte und entwickelte die wesentlichen Grundlagen und Anwendungsgebiete der Implantat-Akupunktur in Deutschland. Er setzte Standards und Leitlinien für die Integration dieser neuen Behandlungsmethode in bestehende therapeutische Konzepte bei Morbus Parkinson, Restless-Legs-Syndrom und anderen neurologischen und psychosomatischen Erkrankungen. Dr. Wlasak ist Mitglied mehrerer Forschungsgesellschaften und zudem als Buchautor bekannt.

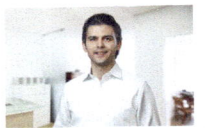

Dr. med. Stefan Lobner Facharzt für Orthopädie und Unfallchirurgie, leitet eine Fachpraxis für Implantat-Akupunktur in Meerbusch bei Düsseldorf. Bereits während seines Studiums an der Heinrich-Heine-Universität entdeckte er sein Interesse an der Methode der Implantat-Akupunktur und sammelte erste wertvolle Erfahrungen in der Praxis von Dr. med. Rolf Wlasak. Er führte Untersuchungen zur Langzeitwirkung bei Morbus Parkinson, Restless-Legs-Syndrom und Demenz durch. Dr. Lobner verbindet seine schulmedizinische Kompetenz mit der innovativen Behandlungsmethode der Implantat-Akupunktur und verfolgt damit einen ganzheitlichen und individuellen Therapieansatz.

Einführung in die Implantat-Akupunktur

Die **klassische Akupunktur** wird in China seit mehr als 3000 Jahren angewendet und ist ein elementarer Bestandteil der Traditionellen Chinesischen Medizin (TCM). Auch in der westlichen Welt hat sich die Akupunktur als effektives Behandlungsverfahren innerhalb der Schulmedizin etabliert. In der Allgemeinmedizin und vor allem in der Orthopädie ist die Akupunktur durch ihre Erfolge bei Patienten mit akuten und chronischen Schmerzerkrankungen sehr beliebt. Groß angelegte Studien in Deutschland und in den USA bestätigen eine signifikante Wirksamkeit der Akupunktur und belegen eine nahezu risikolose Anwendung in der Hand des geschulten Therapeuten.

Durch die Anwendung der **klassischen Ohrakupunktur** können zudem Erkrankungen des zentralen Nervensystems (ZNS) und psychosomatische Krankheitsbilder behandelt werden (◘ Abb. 1.1). Ohrakupunktur kann die Freisetzung körpereigener Botenstoffe wie von Dopamin, Serotonin, Melatonin und Endorphin im Gehirn anregen. Hierdurch können Erkrankungen wie Morbus Parkinson, Restless-Legs-Syndrom (RLS), Multiple Sklerose (MS), ausgewählte Demenzformen, chronische Schmerzerkrankungen, Depressionen, Aufmerksamkeitsdefizit- (ADS) und Aufmerksamkeitsdefizit-/Hyperaktivitätsstörung (ADHS), Schlafstörungen und andere Krankheitsbilder zum Teil hoch signifikant verbessert werden (Angermaier 2018).

Um dieses Ziel zu erreichen, bedarf es grundsätzlich einer **stärkeren und länger andauernden Stimulation** als durch und über die klassischen Akupunkturverfahren.

Bereits im alten China versuchte man deshalb durch Dauerreize auf bestimmte Ohrpunkte die Wirkung der klassischen Akupunktur zu steigern. Deshalb setzten chinesische Ärzte schon Mitte des 19. Jahrhunderts **Samenkörner** als Druckpunkte am äußeren Ohr ein, um die Wirkung der Ohrakupunktur zu verlängern. Überliefert ist auch, dass bereits vor mehr als 100 Jahren mithilfe von Akupunkturnadeln **Seidenfäden** durch die Ohrmuschel gestochen wurden, um eine stärkere Stimulation zu erzielen. Der innovative Ansatz einer **Dauerstimulation über das äußere Ohr** (Neurostimulation) hat sich insbesondere bei neurologischen Erkrankungen und bei chronischen Schmerzerkrankungen in der Praxis sehr bewährt.

◘ Abb. 1.1 Ohrakupunktur

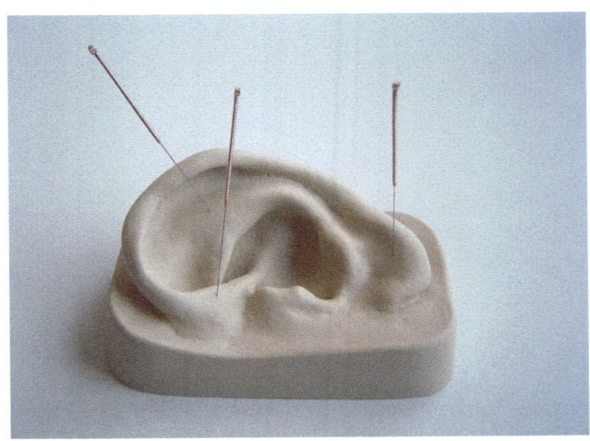

Einführung in die Implantat-Akupunktur

Ende der 1990er-Jahre beschäftigte sich ein Forscherteam aus Deutschland mit dieser neuartigen Methode und unternahm erste klinische Untersuchungen. Im Jahre 2001 wurden erstmals **Akupunktur-Implantate aus Titan** von der deutschen Firma für Medizintechnik (Lametec GmbH) gefertigt und hergestellt. Für den Einsatz der Implantate wurde ein neuartiges Implantationsverfahren mit speziellem Applikator entwickelt und patentiert. Diese ersten Schritte waren der Grundstein und die Geburt der sogenannten **Implantat-Akupunktur**, die Kombination eines altbewährten Therapieverfahrens aus China mit moderner westlicher Technologie (◘ Abb. 1.2).

In den Anfangsjahren wurden hauptsächlich Patienten mit **Morbus Parkinson** untersucht und anschließend mit Implantat-Akupunktur behandelt. Hierbei zeigte sich, dass der Tremor (Zittern) und auch der Rigor, die typische Muskelsteifigkeit bei Morbus Parkinson, zum Teil deutlich gebessert werden konnten. Darüber hinaus berichteten viele Patienten, dass die zuvor eingeschränkten und verlangsamten Bewegungsabläufe wieder leichter und flüssiger durchgeführt werden konnten. Die Patienten verspürten durch die Behandlung mehr Lebensqualität und gleichzeitig konnte die Standardmedikation in vielen Fällen reduziert werden.

Diese positiven Ergebnisse bei der Behandlung von Morbus Parkinson führten dazu, dass auch die Erkrankung des **Restless-Legs-Syndromes (RLS)** in den Fokus der Aufmerksamkeit rückte. Wie bei Morbus Parkinson sind auch beim RLS die Ursachen der Symptome mit einem Dopamin-Mangel innerhalb des ZNS zu erklären. Daraufhin wurde eine groß angelegte Studie zusammen mit der **Universität Köln** durchgeführt, um die spezifische Wirksamkeit der Implantat-Akupunktur beim RLS zu untersuchen.

Im Rahmen dieser Studie wurden nur Patienten mit sehr starken RLS-Symptomen zugelassen. Alle diese Patienten (Studienteilnehmer) bekamen schon seit Jahren eine dopaminerge Medikation verabreicht und versuchten jetzt, durch Implantat-Akupunktur sowohl die Symptome der Erkrankung als auch die Medikation zu vermindern. Im Ergebnis konnten Symptome, wie unruhige Beine in Ruhe, Bewegungsdrang, Schlafstörungen und Tagesmüdigkeit hochsignifikant reduziert werden. Auch die schon länger eingenommenen Medikamente konnten im Durchschnitt um ca. 50 % verringert werden. Diese Daten belegen eine signifikante Wirksamkeit der Implantat-Akupunktur in dieser Studie und geben einen Hinweis darauf, dass Implantat-Akupunktur sehr hilfreich bei RLS eingesetzt werden kann. Diese Studie wurde ohne Kontrollgruppe durchgeführt.

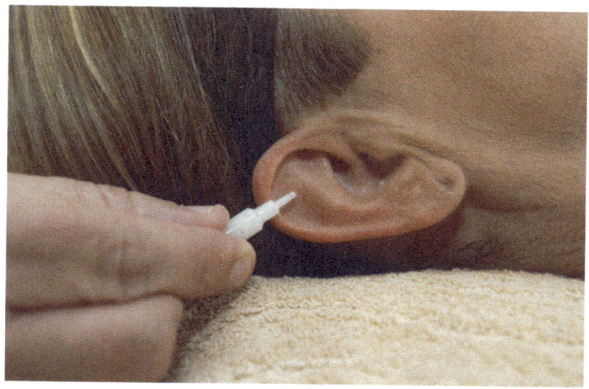

◘ **Abb. 1.2** Implantat-Akupunktur

In den Folgejahren wurde die Wirksamkeit der Methode auch bei anderen Erkrankungen erforscht. Implantat-Akupunktur kann heute ebenfalls bei Arthrose, chronischen Schmerzerkrankungen, Multipler Sklerose, Polyneuropathie, Tinnitus, altersbedingter Makuladegeneration (AMD), ADHS und bei Erkrankungen aus dem allergischen Formenkreis in Kombination mit schulmedizinischen Leitlinien erfolgreich eingesetzt werden.

Insgesamt wurden in Deutschland bis heute (Stand: 2025) mehr als 20.000 Patienten mit Implantat-Akupunktur behandelt, wobei mehr als 150.000 Titan-Implantate zum Einsatz kamen.

Neben den genannten Effekten berichteten viele Patienten außerdem von einer verbesserten **mentalen und körperlichen Gesamtenergie** wie einer vermehrten Tatkraft, einer gesteigerten Vitalität und auch einer spürbaren Zunahme an Lebensfreude durch die Behandlung.

Die Stimulation und Freisetzung von Botenstoffen durch die Implantation können auch depressive Verstimmungen, negative Gedanken, Schlafstörungen und Ängste verbessern. Diese Beobachtungen könnten durch eine vermehrte Freisetzung von **Dopamin** (einem Glückshormon) innerhalb des ZNS zu erklären sein. Dies legt die Vermutung nahe, dass auch psychosomatische Krankheitsbilder und vegetative Störungen weitere mögliche Indikationen für die Anwendung der Implantat-Akupunktur darstellen könnten.

Seit dem Jahre 2006 werden auch Implantat-Nadeln gefertigt, die sich Monate und Jahre nach der Implantation wieder selbstständig auflösen, ohne dass Rückstände im Körper verbleiben (**Templax®-Nadeln**). Hierbei handelt es sich um biokompatible und resorbierbare Implantate, die aus einer Milchsäure-Glukose-Verbindung bestehen. Diese Implantate (auch **Templantate** genannt) weisen unterschiedliche Halbwertszeiten auf und können je nach Schwere des Krankheitsbildes individuell eingesetzt werden (▶ Kap. 2). Templantate werden heute vor allem bei Gelenkverschleiß (Arthrose), Kopf- und Rückenschmerzen, psychosomatischen Krankheitsbildern, ADS/ADHS, Stimmungsschwankungen, Schlafstörungen und bei Suchterkrankungen angewendet.

Bis heute (Stand: 2025) wurden in Deutschland mehr als 10.000 Patienten mit Templax®-Nadeln behandelt. Hierbei kamen mehr als 50.000 Templantate zum Einsatz.

▪ Zusammenfassung

Implantat-Akupunktur ist ein neuartiges Verfahren, durch das gezielt Reize über das äußere Ohr gesetzt werden, die die Freisetzung körpereigener Botenstoffe (z. B. von Dopamin und Endorphinen) innerhalb des ZNS anregen kann. Hierdurch können neurologische Erkrankungen, chronische Schmerzsyndrome und psychosomatische Krankheitsbilder wirksam und nachhaltig verbessert werden. In vielen Fällen kann Implantat-Akupunktur die Krankheitsaktivität und deren Symptomatik sowie evtl. das Fortschreiten der Erkrankung erheblich reduzieren. Die Anwendung sollte stets individuell erfolgen und im Rahmen eines integrativen Therapiekonzeptes unter Berücksichtigung schulmedizinischer Leitlinien. Die Methode der Implantat-Akupunktur verbindet ein altbewährtes Therapieverfahren aus China mit moderner westlicher Medizin.

Die Implantate

Inhaltsverzeichnis

2.1 Titan-Implantate – 6

2.2 Die Implax-Nadel – 6

2.3 Die Templax-Nadel – 8

2.4 Der Wirkungsmechanismus der Implantate – 9

© Der/die Autor(en), exklusiv lizenziert an Springer-Verlag GmbH, DE, ein Teil von Springer Nature 2025
R. Wlasak, S. Lobner, *Implantat-Akupunktur*, https://doi.org/10.1007/978-3-662-71294-8_2

2.1 Titan-Implantate

Titan ist das körperfreundlichste Metall und wird seit Jahrzehnten mit großem Erfolg beim künstlichen Gelenkersatz eingesetzt. Weltweit werden millionenfach künstliche Hüft-, Knie-, Schulter-, Wirbelsäulen-, Ellbogen- und andere Gelenke aus Titan eingesetzt. Auch in der Zahnmedizin werden **Titan-Implantate** sehr häufig als Zahnersatz verwendet. Das verwendete Rein-Titan verbindet sich hierbei vollständig mit dem Knochen und hält ein Leben lang. Darüber hinaus werden bei Gefäßerweiterungen (z. B. Aneurysmen) fast nur noch Titan-Clips verwendet.

Titan ist absolut unbedenklich für den Körper und bietet die folgenden Vorteile:

> **Kriterien für eine Titan-Implantation**
> - Titan löst keine Allergien im Körper aus.
> - Titan ist sehr leicht und weist eine hohe Festigkeit auf.
> - Titan ist biokompatibel und korrosionsbeständig.
> - Titan ist nicht magnetisch und hat ein geringes Gewicht.

MRT-Aufnahmen (MRT = Magnetresonanztomografie) und andere radiologische bildgebende Verfahren können daher problemlos durchgeführt werden, auch wenn sich gleichzeitig mehrere Titan-Implantate im Körper befinden.

2.2 Die Implax-Nadel

Die **Implax®-Nadel** der Firma Lametec GmbH war weltweit die erste Implantat-Nadel zur Dauerstimulation zentraler Nervenfasern über das äußere Ohr. Durch die Entwicklung und Herstellung dieser Nadel kann eine Implantat-Akupunktur heute kontrolliert und sicher durchgeführt werden (◘ Abb. 2.1).

Diese Nadel besteht aus medizinischem Rein-Titan Grad II. Hierdurch wird eine höchstmögliche Biokompatibilität (Verträglichkeit) erreicht, sodass bei Daueranwendung keine allergischen Reaktionen entstehen können. Diese Nadeln haben eine strukturierte Mantelfläche mit gemittelten Porentiefen von 30 µm. Durch die aufgeraute Oberfläche wird erreicht, dass die Nadel an der Stelle der Impulsübertragung verbleibt und nicht im Bindegewebe des Ohres wandern kann. Die Nadel selbst hat einen Durchmesser von nur 0,78 mm bei einer Länge von 2,5 mm.

2.2 · Die Implax-Nadel

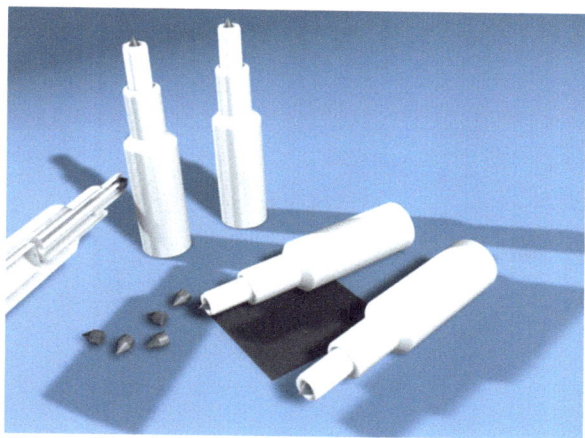

◘ **Abb. 2.1** Implax®-Nadel

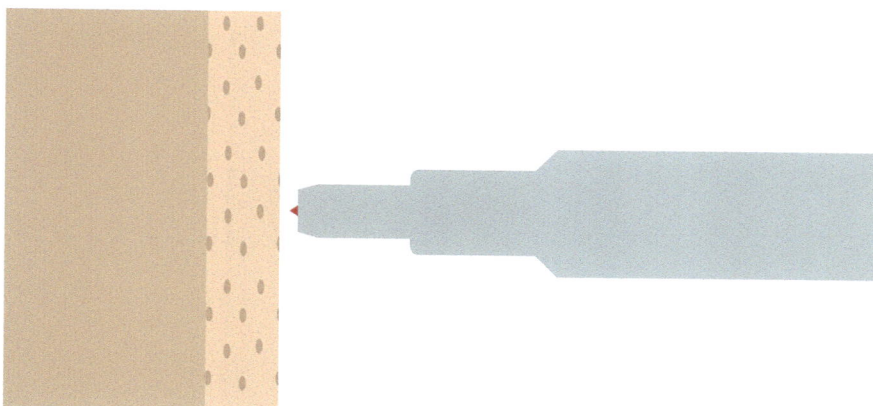

◘ **Abb. 2.2** Setzen der Kartusche bei Implantat-Akupunktur

Eine neuartige Hightech-Kartusche wurde ebenfalls entwickelt, damit das Implantat sehr präzise auf dem zuvor ermittelten Punkt platziert werden kann. Diese innovative Technik setzt das Implantat an feine Äste des zentralen Nervensystems (ZNS; ◘ Abb. 2.2, 2.3 und 2.4).

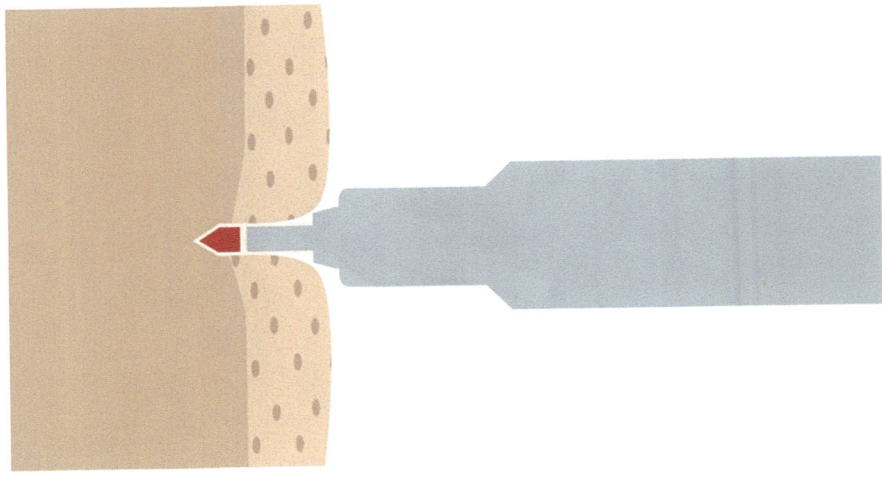

☐ **Abb. 2.3** Setzen des Implantats bei Implantat-Akupunktur

☐ **Abb. 2.4** Implantat im Bindewebe

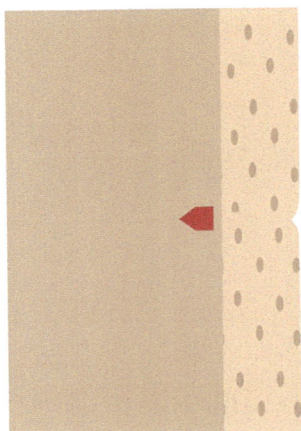

2.3 Die Templax-Nadel

Neben Implantaten aus Titan kann man heute auch resorbierbare Implantate, sogenannte **Templantate**, einsetzen. Diese Nadeln verbleiben für einen bestimmten Zeitraum am Bestimmungsort und lösen sich mit der Zeit wieder vollständig im Bindegewebe des Ohres auf. Hierdurch entsteht eine biologische Langzeitstimulation, die zwischen 3 bis 60 Monate anhält. Diese **Templax®-Nadeln** eignen sich insbesondere für Anwendungen und Indikationen, bei denen Nadeln aus Titan nicht sinnvoll erscheinen (☐ Abb. 2.5).

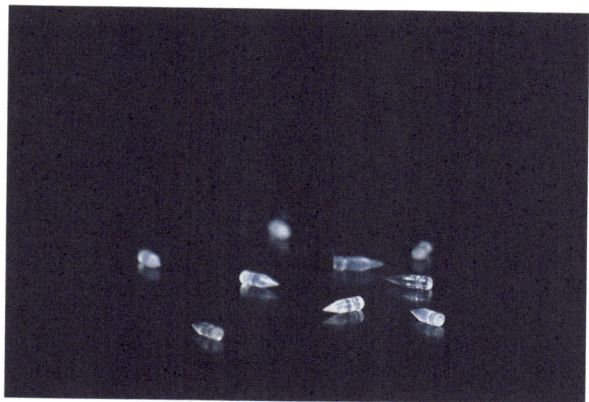

☐ Abb. 2.5 Templax®-Nadel

Je nach Präferenz und Indikation kann zwischen drei Auflösungszeiten gewählt werden:

Auflösungszeiten der Templantate
1. Auflösung nach 3 Monaten
2. Auflösung nach 12–15 Monaten
3. Auflösung nach 60 Monaten

Diese Nadeln bestehen aus einer Milchsäure-Glukose-Verbindung und entsprechen damit einem natürlichen Stoffwechselprodukt. Während der Auflösungszeit im Ohr werden sie vollständig und rückstandslos verstoffwechselt. Templax®-Nadeln sind daher vollständig **biokompatibel**. Auch diese Nadeln lassen sich, genau wie die Titan-Nadeln, leicht und schmerzarm setzen.

Bei fachgerechter Anwendung ist das Risiko eine Entzündung sehr gering, da sich die Einstichwunde bereits nach wenigen Sekunden wieder vollständig verschließt. Die Nadeln sind nach dem Schließen der Einstichwunde völlig unsichtbar und werden vom Träger nicht wahrgenommen. Das Risiko einer Entzündung, Blutung oder eines Knorpelschaden am Ohr ist bei fachgerechter Anwendung extrem gering.

2.4 Der Wirkungsmechanismus der Implantate

Sinn und Ziel einer Implantat-Akupunktur ist die Herstellung eines Kontakts zwischen dem Implantat und feinen Ästen des ZNS über das äußere Ohr. Dieser Kontakt löst eine Impulsübertragung aus und fördert über die Aktivierung zugeordneter Hirnregionen (**Neurostimulation**) die Ausschüttung körpereigener Botenstoffe wie z. B. von Dopamin (☐ Abb. 2.6). Dadurch lassen sich definierte neurologische, psychosomatische und andere chronische Erkrankungen effektiv und nachhaltig behandeln.

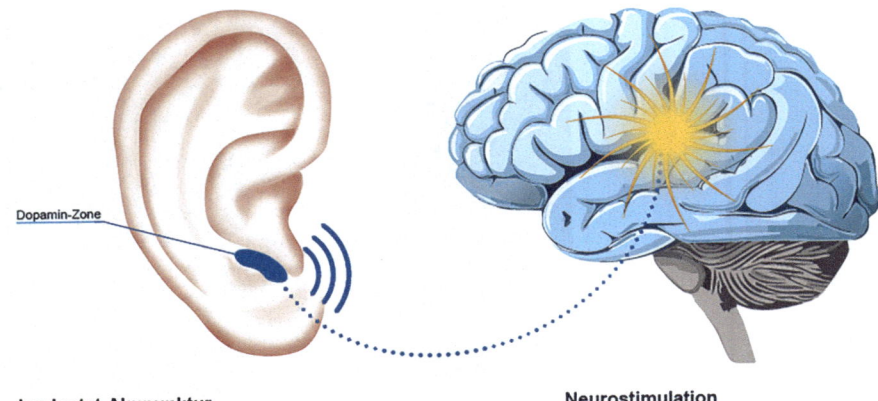

Abb. 2.6 Stimulation der Freisetzung von Dopamin durch Implantat-Akupunktur

- **Zusammenfassung**

Bei der Anwendung einer Implantat-Akupunktur kommen entweder Implantate aus medizinischem Rein-Titan oder selbstauflösende Implantate zum Einsatz. Bei vielen neurologischen und chronischen (Schmerz-)Erkrankungen werden zumeist Titan-Implantate verwendet. Auflösbare Implantate werden vor allem bei Erkrankungen eingesetzt, bei denen Nadeln aus Titan nicht sinnvoll erscheinen. Die Implantate sind weder sicht- noch spürbar, da sie einen Durchmesser von nur 0,78 mm aufweisen.

Die Anwendungsgebiete der Implantat-Akupunktur

Inhaltsverzeichnis

3.1 **Morbus Parkinson – 15**
3.1.1 Entstehung und Klassifikation – 15
3.1.2 Abgrenzung zum essenziellen Tremor – 17
3.1.3 Implantat-Akupunktur – 17

3.2 **Restless -Legs -Syndrom – 23**
3.2.1 Ursachen und Entstehung – 23
3.2.2 Symptome – 24
3.2.3 Medikamentöse Therapie – 26
3.2.4 Implantat-Akupunktur – 26

3.3 **Aufmerksamkeitsdefizit- und Aufmerksamkeitsdefizit-/Hyperaktivitätsstörung – 29**
3.3.1 Klassifikation und Symptome – 29
3.3.2 Einfluss- und Umweltfaktoren – 30
3.3.3 Abgrenzung von und Schnittmengen mit anderen Phänomenen – 34
3.3.4 Medikamentöse Therapie – 34
3.3.5 Implantat-Akupunktur – 35

3.4 **Multiple Sklerose – 37**
3.4.1 Klassifikation und Ursachen – 38
3.4.2 Therapeutische Strategien – 38
3.4.3 Implantat-Akupunktur – 40

3.5 **Demenz und Morbus Alzheimer – 43**
3.5.1 Ursachen und Formen – 43
3.5.2 Implantat-Akupunktur – 45

© Der/die Autor(en), exklusiv lizenziert an Springer-Verlag GmbH, DE, ein Teil von Springer Nature 2025
R. Wlasak, S. Lobner, *Implantat-Akupunktur*, https://doi.org/10.1007/978-3-662-71294-8_3

3.6	**Polyneuropathie – 49**	
3.6.1	Symtome und Ursachen – 49	
3.6.2	Klassifikation – 51	
3.6.3	Implantat-Akupunktur – 51	
3.7	**Neuralgien und neuropathischer Schmerz – 53**	
3.7.1	Klassifikation der Neuralgien – 53	
3.7.2	Implantat-Akupunktur – 53	
3.8	**Kopfschmerzen und Migräne – 55**	
3.8.1	Formen und Ursachen – 55	
3.8.2	Implantat-Akupunktur – 56	
3.9	**Chronische Rückenscherzen – 58**	
3.9.1	Ursachen – 58	
3.9.2	Implantat-Akupunktur – 59	
3.10	**Arthrose – 61**	
3.10.1	Ursachen und Symptome – 61	
3.10.2	Behandlung – 61	
3.10.3	Implantat-Akupunktur – 62	
3.11	**Rheumatische Erkrankungen – 63**	
3.11.1	Erkrankungen des rheumatischen Formenkreises – 63	
3.11.2	Implantat-Akupunktur – 64	
3.12	**Schlafstörungen – 65**	
3.12.1	Funktionen des Schlafes – 65	
3.12.2	Wirkungen von Akupunktur – 66	
3.12.3	Implantat-Akupunktur – 67	
3.13	**Wechseljahresbeschwerden – 68**	
3.13.1	Ursachen und Symptome – 68	
3.13.2	Medikamentöse Therapie – 69	
3.13.3	Implantat-Akupunktur – 69	

3.14 Depressionen und Stimmungsschwankungen – 70
3.14.1 Ursachen und Symptome – 70
3.14.2 Implantat-Akupunktur – 72

3.15 Allergische Erkrankungen – 74
3.15.1 Allergieformen und Symptome – 74
3.15.2 Implantat-Akupunktur – 75

3.16 Infektanfälligkeit und Immunsystemschwäche – 76
3.16.1 Auslösende Faktoren – 77
3.16.2 Implantat-Akupunktur – 77

3.17 Long-COVID-Syndrom – 78
3.17.1 Entzündungen und Überreaktion des Immunsystems – 78
3.17.2 Implantat-Akupunktur und Vagusnervstimulation – 79

3.18 Erschöpfung und Burn-out – 81
3.18.1 Ursachen – 81
3.18.2 Implantat-Akupunktur – 82

3.19 Fibromyalgie – 83
3.19.1 Symptome und Ursachen – 84
3.19.2 Implantat-Akupunktur – 84

3.20 Angstsyndrome – 85
3.20.1 Ursachen – 86
3.20.2 Implantat-Akupunktur – 87

3.21 Tinnitus – 88
3.21.1 Symptome, Ursachen und Behandlung – 88
3.21.2 Implantat-Akupunktur und Vagusnervstimulation – 89

3.22 Altersbedingte Makuladegeneration – 91
3.22.1 Formen und Ursachen – 91
3.22.2 Implantat-Akupunktur – 92

3.23　Schlaganfall und Mini-Infarkte – 93
3.23.1　Wirkungen von Akupunktur – 94
3.23.2　Implantat-Akupunktur – 94

3.24　Übergewicht – 95
3.24.1　Strategien zur Gewichtsreduktion – 95
3.24.2　Implantat-Akupunktur – 96

3.25　Suchterkrankungen – 97
3.25.1　Entstehung – 97
3.25.2　Implantat-Akupunktur – 98

3.26　Übersicht über die Anwendungsgebiete – 100

In diesem Kapitel werden ausgewählte Indikationen mit positiven klinischen Ergebnissen vorgestellt. Die Anwendung der Implantat-Akupunktur ist nicht auf diese Erkrankungen beschränkt.

3.1 Morbus Parkinson

Implantat-Akupunktur wird seit Jahren bei Morbus Parkinson angewendet. Hierbei werden Mini-Implantate in bestimmte Bereiche unter die Haut beider Ohrmuscheln gesetzt, um die vermehrte Freisetzung des körpereigenen Botenstoffs Dopamin innerhalb des Gehirns anzuregen. Die Implantat-Akupunktur ist ein nicht-medikamentöses Verfahren, um die Krankheitsaktivität, die Symptomatik und auch die Standardmedikation bei Morbus Parkinson zu reduzieren. Die Methode ist risikoarm.

3.1.1 Entstehung und Klassifikation

Morbus Parkinson ist eine langsam fortschreitende Erkrankung des zentralen Nervensystems (ZNS). Die exakten wissenschaftlichen Ursachen dieser Erkrankung sind bis heute nicht eindeutig geklärt. Bei allen Patienten kommt es jedoch zu einem **Abbau und Niedergang Dopamin-produzierender Nervenzellen** innerhalb des ZNS. Dieses Phänomen führt in der Regel zu den folgenden charakteristischen Symptomen:
- Bradykinese (Verlangsamung der Bewegungsabläufe)
- Tremor (Zittern von Gliedmaßen)
- Rigor (Muskelsteifigkeit)
- Haltungsinstabilität

Je nach Größe des Ausfalls und Ort des Abbaus innerhalb des ZNS ergeben sich unterschiedliche Symptome und Verläufe dieser Erkrankung. Darüber hinaus kann ein Parkinson-Syndrom in unterschiedliche Varianten eingeteilt werden (Höglinger 2019). Die in ◘ Tab. 3.1 gezeigte Einteilung (**Klassifikation**) der wich-

◘ Tab 3.1 Klassifikation der wichtigsten Parkinson-Syndrome

Idiopathische Variante	Atypische Variante
Tremordominanz-Typ	Multisystematrophie (MSA)
Akinetisch/hypokinetisch-rigider Typ	Progressive supranukleäre Parese (PSP)
Äquivalenz-Typ	Kortikobasale Degeneration („corticobasal degeneration", CBD)
Haltungsinstabilität und Gangstörung	Lewy-Körperchen-Demenz („dementia with Lewy-bodies", DLB)

tigsten Parkinson-Syndrome ist außerordentlich wichtig für den weiteren Verlauf und die Therapie bei Morbus Parkinson.

Schon bei Verdacht auf Morbus Parkinson und auch im weiteren Verlauf der Erkrankung ist es wegweisend, die charakteristischen Symptome frühzeitig zu identifizieren und der exakten Klassifikation zuzuordnen. Hierdurch erhält jeder Patient eine gezieltere Therapie und kann individuell nach dem heutigen Stand der Wissenschaft medikamentös eingestellt werden.

Grundsätzlich ist festzuhalten, dass durch **medikamentöse** und **nichtmedikamentöse** Verfahren die Erkrankung heute nicht mehr tödlich und zuallermeist auch nicht lebensverkürzend verläuft. Die folgenden Schritte müssen jedoch unverzüglich eingeleitet werden:

1. Beim geringsten Zweifel an der Diagnose sollte eine Dopamin-Transporter-Szintigrafie (**DaTSCAN**) durchgeführt werden. Diese nuklear-medizinische Untersuchung klärt darüber auf, ob die Diagnose Morbus Parkinson zutreffend ist.
2. Jeder Patient benötigt so früh wie möglich eine exakte Parkinson-Diagnose. Insbesondere die Abgrenzung eines **typischen (idiopathischen)** von einem **atypischen Parkinson-Syndrom** ist äußerst wichtig für den weiteren Verlauf der Erkrankung.
3. Alle Patienten benötigen einen auf Morbus Parkinson spezialisierten Neurologen, der die Therapie und die Medikation professionell begleitet.

Ein **DaTSCAN** ist ein nuklear-medizinisches Verfahren, mit dem die Dopamin-Aktivität innerhalb des Gehirns bildlich dargestellt wird. Es führt fast immer zu einer Bestätigung oder einem Ausschluss einer Parkinson-Krankheit. Mit diesem Verfahren kann der Dopamin-Transport innerhalb des ZNS sichtbar gemacht werden. Die so gewonnen Daten und Bilder liefern auch wertvolle Hinweise über den Zustand anderer Kerngebiete innerhalb des ZNS. Andere bildgebende Verfahren, z. B. die FDG-PET (Fluordesoxyglukose-Positronenemissionstomografie), klären darüber hinaus die wichtige Frage, ob der betreffende Patient ggf. eine atypische Variante eines Parkinson-Syndroms aufzeigt. Das FDG-PET demonstriert die typischen Stoffwechselmuster bei MSA, PSP und CBD und kann somit wegweisend für die Bestimmung atypischer Varianten sein.

Der Begriff **Parkinson-Syndrom** ist ein Sammelbegriff für eine Reihe unterschiedlicher Parkinson-Erkrankungen, die alle sehr ähnliche Symptome verursachen können. Beim **echten Morbus Parkinson**, auch idiopathische oder typische Parkinson-Krankheit genannt, ist eine kleine Gruppe von Nervenzellen im Gehirn betroffen – die sogenannten nigrostriatalen dopaminergen Neurone. Da diese Zellen wesentlich an der Koordination und Steuerung von Bewegungen eines Menschen beteiligt sind, kommt es daher fast regelmäßig zu den für Morbus Parkinson typischen Symptomen wie einer Verlangsamung der Bewegungsabläufe, einer allgemeinen Muskelsteifigkeit oder einem Zittern der Hände.

Eine Reihe anderer Parkinson-Varianten führt zu ähnlichen Symptomen und kann daher mit dem echten Morbus Parkinson verwechselt werden. Diese Varianten werden als **atypische Parkinson-Syndrome** bezeichnet. Der Abbau von Nervenzellen ist bei diesen Patienten in anderen Regionen innerhalb des ZNS lokalisiert als beim echten Morbus Parkinson, daher sind andere therapeutische und medikamentöse Strategien erforderlich.

Eine genaue Einteilung bzw. Differenzierung der unterschiedlichen Parkinson-Syndrome ist zu Beginn der Erkrankung für den behandelnden Arzt nicht immer exakt möglich. Daher empfiehlt sich gerade im Anfangsstadium der Erkrankung die Durchführung eines DaTSCAN. Wenn sich hierbei ein normales (gesundes) Bild darstellt, kann man eine Parkinson-Krankheit nahezu ausschließen. Stattdessen könnte z. B. ein **essenzieller Tremor** oder auch die unerwünschte Nebenwirkung eines Medikaments vorliegen. Diese auch als sekundäre Parkinson-Syndrome bezeichneten Varianten entstehen durch den Verlust der Wirkung von Dopamin am Rezeptor, z. B. aufgrund von Dopamin-antagonistischen Medikamenten wie Neuroleptika, Prokinetika oder Reserpin. Diese Formen sind zumeist reversibel.

3.1.2 Abgrenzung zum essenziellen Tremor

Der essenzielle Tremor ist wahrscheinlich multifaktoriell bedingt, mit genetischer Grundlage und funktioneller Störung im Kleinhirn-Thalamus-Netzwerk. Es handelt sich nicht um eine psychische oder rein altersbedingte Störung, auch wenn sie im Alter häufiger auftritt.

Der essenzielle Tremor kann ebenfalls mit Implantat-Akupunktur behandelt werden. Hierbei werden Titan-Implantate in die Zonen des Kleinhirns und des Thalamus gesetzt, um die Störung der betroffenen Kerngebiete zu reduzieren. Gleichzeitig sollte untersucht werden, ob auch Stressreaktionen den Tremor zusätzlich entfachen. Somit sollten die Zonen für Hirnstamm, Kleinhirn, Thalamus und Acetylcholin untersucht werden.

3.1.3 Implantat-Akupunktur

Die Implantat-Akupunktur ist ein nicht-medikamentöses Verfahren, das immer häufiger bei Morbus Parkinson zum Einsatz kommt. Hierbei werden Mini-Implantate (zumeist aus Titan) in bestimmte Bereiche unter die Haut der Ohrmuschel gesetzt. Dort befindet sich die sogenannte Dopamin-Zone. Durch den Kontakt der Implantate mit den unter der Haut befindlichen Ästen zentraler Nervenfasern entstehen Impulse (◘ Abb. 3.1), die fortgeleitet Nervenzellen und Hirnregionen des ZNS anregen können, wieder vermehrt **körpereigenes Dopamin** innerhalb des Gehirns freizusetzen. Darüber hinaus sollte bei Patienten mit Morbus Parkinson auch die Zone des Hirnstamms und die Zone der Basalganglien untersucht werden (◘ Abb. 3.2).

Im Durchschnitt werden bei Patienten mit Parkinson-Krankheit ca. **15 Titan-Implantate pro Ohr** eingesetzt. Durch die Freisetzung von körpereigenem Dopamin können zeitversetzt die typischen Parkinson-Symptome reduziert und ggf. auch die Standardmedikation verringert werden.

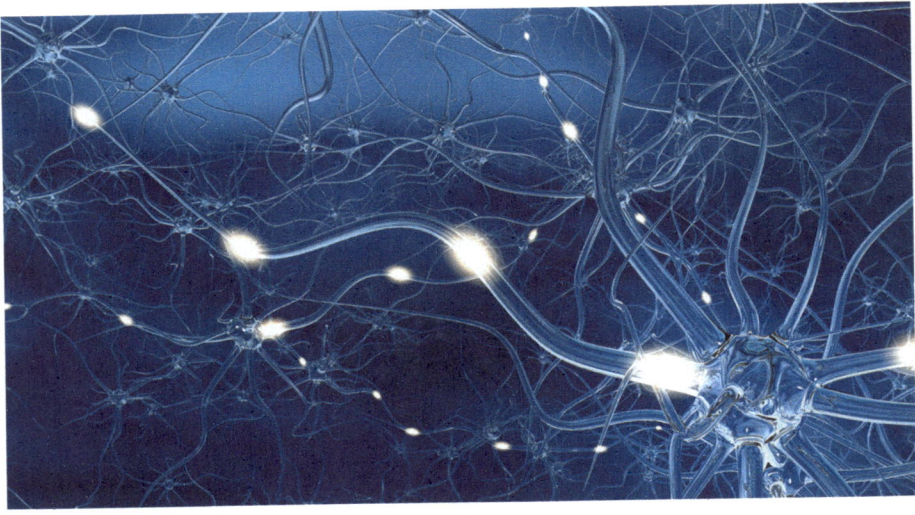

Abb. 3.1 Impulsübertragung durch Implantat-Akupunktur

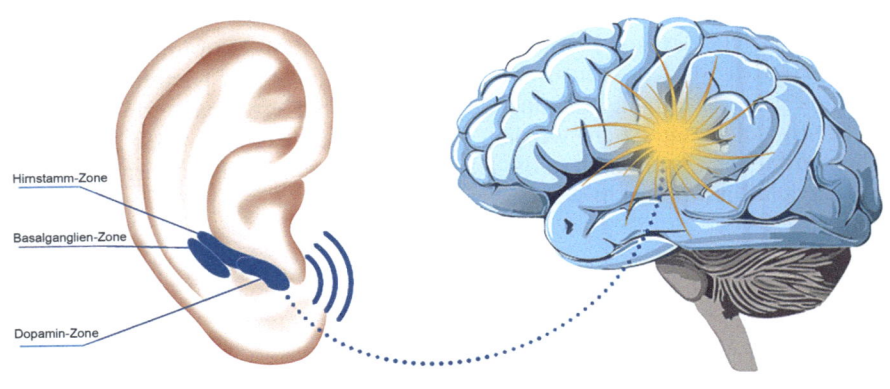

Abb. 3.2 Relevante Zonen für die Implantat-Akupunktur und Neurostimulation bei Morbus Parkinson

Ziele einer Implantat-Akupunktur bei Morbus Parkinson
- Weniger Zittern
- Weniger Muskelsteifigkeit
- Flüssigere Bewegungsabläufe
- Bessere Körperhaltung
- Verbesserte Grundstimmung

Neben den einschränkenden motorischen Symptomen sind immer auch mentale und psychische Aspekte bei dieser Erkrankung zu berücksichtigen. Mehr als 80 % aller Patienten mit Parkinson-Krankheit berichteten, dass sich durch die Behandlung auch die **Stimmung** und die **Gesamtenergie** positiv verändert haben. Tatkraft, Motivation, Vitalität und insgesamt mehr **Lebensqualität** wurden wieder vermehrt spürbar. Diese Beobachtungen wurden auch durch Langzeituntersuchungen bestätigt. Ursächlich könnte dieser Zusammenhang mit der vermehrten Freisetzung von Dopamin, einem der wichtigsten Glückshormone im Körper, zu erklären sein. Diese Langzeituntersuchungen entsprechen nicht allen wissenschaftlichen Kriterien, da in diesen Studien keine Kontrollgruppen integriert wurden.

Insgesamt wurden bisher mehr als 3000 Patienten mit Parkinson-Krankheit mit Implantat-Akupunktur in Deutschland behandelt (Stand: 2025). Das entspricht ungefähr 1 % aller Patienten mit Parkinson-Krankheit in Deutschland. Im Durchschnitt dauert es ungefähr **2 Monate**, bis sich dauerhafte Behandlungserfolge einstellen. Diese Anlaufzeit ist zumeist erforderlich, um den zum Teil erheblichen Dopamin-Verlust im Gehirn über die Zeit auszugleichen. Innerhalb der ersten 8 Wochen kann es auch zu einem wellenförmigen Verlauf der Symptomatik oder zu einer **Erstverschlechterung** kommen. Diese Phänomene sind zumeist positive Frühzeichen, da sich andeutet, dass der Körper auf die Implantate reagiert.

Im Durchschnitt vergehen also rund **8–10 Wochen**, bis spürbare Verbesserungen auch kontinuierlich und dauerhaft wahrzunehmen sind. Es wird angenommen, dass die Freisetzung von Dopamin innerhalb des ZNS erst auf ein bestimmtes Niveau angehoben werden muss, um in der Folge die typischen Parkinson-Symptome nachhaltig zu verbessern. Diese Verbesserungen haben sich klinisch auch durch parkinsonspezifische Untersuchungskriterien bestätigt (gemessen mit Unified Parkinson's Disease Rating Scale [UPDRS], Parkinson's Disease Questionnaire 39 [PDQ-39], Beck-Depression-Inventar [BDI]).

Durch nuklearmedizinische Untersuchungen konnte festgestellt werden, dass der Beginn des Untergangs von Nervenzellen (**Degeneration**) im ZNS oft bis zu 2–7 Jahre zurückliegen kann, bevor erste Parkinson-Symptome überhaupt klinisch zu erfassen sind. Der Verlauf degenerativer Prozesse bei Morbus Parkinson ist immer schleichend und kann anfangs oft nicht eindeutig zugeordnet werden. Es wird angenommen, dass ca. 50 % aller Dopamin-produzierenden Nervenzellen im Bereich der Stammganglien bereits degeneriert sind, bevor erste Parkinson-Symptome feststellbar werden. Dieses Phänomen wird als präklinische Phase der Krankheit bezeichnet. Während dieser Phase können außerdem unspezifische und nicht-motorische Symptome wie Geruchsverlust, Schlafstörungen oder Depressionen auftreten. Diese Symptome können dem Morbus Parkinson allerdings nicht eindeutig zugeordnet werden, weil sie nicht für diesen spezifisch sind und auch bei vielen anderen Erkrankungen vorkommen können.

Daher ist es wichtig, **frühzeitig eine Implantat-Akupunktur** nach Diagnosestellung in Erwägung zu ziehen. Je früher dieses nicht-medikamentöse Verfahren durchgeführt werden kann, umso größer sind dessen Erfolgsaussichten (70 % aller Patienten berichten über signifikante Verbesserungen). In den ersten Jahren nach Bestätigung der Diagnose sind zumeist noch viele lebende und voll funktionsfähige Dopamin-produzierende Nervenzellen innerhalb des ZNS vorhanden. Implantat-

Akupunktur spricht exakt diese Zellen an. Nur diese Zellen können körpereigenes Dopamin freisetzen und damit die Symptomatik und den weiteren Verlauf der Erkrankung günstig beeinflussen.

Bei einem weit fortgeschrittenen Parkinson-Syndrom sind die Behandlungsergebnisse weniger gut (nur 50 % Erfolgsaussichten), da zumeist schon viele Dopamin-produzierende Zellen untergegangen sind. Diese abgestorbenen (degenerierten) Zellen können kein Dopamin mehr freisetzen. Implantat-Akupunktur kann nur auf voll funktionsfähige Nervenzellen innerhalb des ZNS wirken. Bei diesen Patienten können daher nur **partielle Erfolge** erzielt werden, z. B. das Aufhalten der Verschlechterung der Erkrankung oder die gezielte Begrenzung einzelner Symptome.

■■ **Wirkung von körpereigenem und synthetischem Dopamin**
Durch die Implantat-Akupunktur kann **körpereigenes Dopamin** innerhalb des ZNS freigesetzt werden. Dieses bindet an die Dopamin-Rezeptoren innerhalb des Gehirns, die über das gesamte ZNS verteilt sind und eine wichtige Rolle für die Motorik bei willkürlichen Bewegungen sowie kognitiven Prozessen spielen. Dopamin steuert die Weiterleitung von Signalen innerhalb des ZNS. Darüber hinaus ist Dopamin ein wichtiger Botenstoff für die Anpassung von Nervenzellen auf Veränderungen und Modifikationen an den Organismus (**Neuroplastizität**).

Innerhalb des ZNS gibt es 5 unterschiedliche **Dopamin-Rezeptoren** (D1–D5). Körpereigenes Dopamin, das im Gehirn produziert und freigesetzt wird, besetzt diese Rezeptoren je nach Verteilung und Dichte in ganz bestimmten Gehirnabschnitten. Die Rezeptoren D1 und D2 spielen eine Schlüsselrolle bei der Steuerung und Regulation von motorischen Prozessen. Bei Morbus Parkinson sind diese Rezeptoren viel zu wenig mit körpereigenem Dopamin besetzt, daher kommt es bei Patienten mit Parkinson-Krankheit fast immer zu Bewegungsverlangsamung, Muskelsteifigkeit und Zittern.

Der medikamentöse Wirkstoff **Levodopa**, oft als **L-DOPA** bezeichnet, ist eine Vorstufe von Dopamin und wird häufig zur Behandlung der Parkinson-Krankheit eingesetzt. Levodopa muss zunächst die Blut-Hirn-Schranke überwinden. Erst im Gehirn wird es zu Dopamin umgewandelt und entfaltet hierdurch eine ähnlich gute Wirkung wie das körpereigene Dopamin. Daher werden diese Medikamente (z. B. Madopar®) fast immer bei Morbus Parkinson eingesetzt. Es ist jedoch darauf zu achten, dass bei täglicher Anwendung kritisch hohe Dosierungen nicht überschritten werden sollten, da es ansonsten zu einem Umkehrphänomen kommen kann.

Das Phänomen der **Augmentation** beschreibt die Abnahme der Wirkung dopaminerger Medikamente trotz kontinuierlich fortgesetzter Anwendung. Eine Verschlechterung der Symptomatik ist dann hierbei nicht durch ein Fortschreiten der Erkrankung zu erklären, sondern durch das Nachlassen der Wirksamkeit dieser Medikamente am Dopamin-Rezeptor. Diese Verschlechterung der Symptomatik zieht dann sehr oft eine Dosiserhöhung nach sich, was wiederum zu einer weiteren Verschlechterung der Symptome führen kann. Hierdurch entsteht ein paradoxer Kreislauf.

Zudem docken L-Dopa sowie auch die sogenannten Dopamin-Agonisten (z. B. Pramipexol) nicht gleichmäßig an den 5 unterschiedlichen Dopamin-Rezeptoren an. Daher können mit steigender Dosierung **unerwünschte Nebenwirkungen** dieser Medikamente entstehen. Die häufigsten Nebenwirkungen sind Übelkeit, erhebliche Müdigkeit und in selten Fällen auch Impulskontrollstörungen, z. B. das Auslösen eines Suchtverhaltens (z. B. Kaufsucht, Stehlen, Essattacken oder Sexsucht).

Impulskontrollstörungen entstehen somit nicht als Folge der Parkinson-Krankheit, sondern sind unerwünschte Nebenwirkungen der Parkinson-Medikation. Werden bestimmte Medikamente wie Levodopa oder Dopamin-Agonisten zu lange in hoher Dosierung verabreicht, steigt das Risiko für das Auftreten eines Suchtverhaltens. Diese Medikamente können also das Belohnungssystem im Gehirn verändern, müssen es aber nicht.

Trotz dieser Nebenwirkungen muss unterstrichen werden, dass dopaminerge Arzneimittel seit Jahrzehnten auf dem pharmazeutischen Markt bestehen und sich als sehr effektive und wirksame Medikamente bei Morbus Parkinson herausgestellt haben. Im Vergleich zu einem möglichen Risiko durch Nebenwirkungen überwiegt der Nutzen dieser Medikamente bei Weitem.

In diesem Zusammenhang ist es wichtig, darauf hinzuweisen, dass Implantat-Akupunktur **keine Alternative zur Medikation** darstellt, sondern als wirksame Ergänzung neben der Medikation verstanden werden muss. Implantat-Akupunktur sollte daher stets individuell und im Rahmen eines integrativen Therapiekonzepts unter Berücksichtigung aktueller schulmedizinischer Leitlinien durchgeführt werden. Durch die Anwendung der Implantate können die typischen Parkinson-Symptome reduziert und evtl. sogar die Wirksamkeit der Medikation gesteigert werden. Dieser Faktor kann dann zu einer Dosisreduktion führen, was im besten Falle Nebenwirkungen der Medikation erst gar nicht aufkommen lässt.

▪▪ Behandlungserfolge durch Implantat-Akupunktur

Als **Behandlungserfolg** wird gewertet, wenn Patienten und deren Angehörige eine signifikante Reduzierung von typischen Parkinson-Symptomen nach der und durch die Behandlung erfahren und diese auch nachhaltig über Jahre bestehen bleibt. Weitere wichtige Ziele sind die Reduzierung der Medikation und die Verhinderung von invasiven Therapieverfahren wie einer tiefen Hirnstimulation und einer invasiven Pumpentherapie. Diese Therapieeskalationen müssen frühzeitig verhindert werden, auch wenn sie in Einzelfällen sinnvoll sind.

Die Implantat-Akupunktur ist keine Alternativtherapie bei Morbus Parkinson und wird daher immer in Kombination mit einer begleitenden Medikation durchgeführt. Durch den steigenden **Bekanntheitsgrad der Implantat-Akupunktur** kommen immer häufiger Patienten im Frühstadium der Erkrankung zur Behandlung, also z. B. Patienten, die noch keine Parkinson-Medikation eingenommen haben. In diesen Fällen hat sich sehr häufig gezeigt, dass durch Implantat-Akupunktur der Beginn der Medikation zum Teil deutlich hinausgezögert werden konnte.

Hauptziele der Implantat-Akupunktur bei Morbus Parkinson
— Verbesserung der Lebensqualität
— Reduzierung der dopaminergen Medikation
— Begrenzung invasiver Therapieverfahren

Die Auswertung der Therapieergebnisse nach über 20 Jahren der Implantat-Akupunktur-Anwendung bei Morbus Parkinson lässt folgende Prognosen zu:
1. Bei einem gesicherten **echten Morbus Parkinson** (idiopathische Form) profitieren ca. 70 % aller Patienten von dieser Behandlung. Bei diesen Patienten kommt es im Regelfall nach ca. 2 Monaten zu einer Verbesserung der typischen Parkinson-Symptome, die über einen sehr langen Zeitraum bestehen bleiben kann. In 20 % der Fälle gibt es nur leichte (nicht signifikante) Verbesserungen und in 10 % der Fälle schlägt die Therapie nicht an.
2. Bei einer gesicherten **atypischen Variante eines Parkinson-Syndroms** kann es zu einem Stillstand oder zur leichten Verbesserung der Symptome kommen. Das betrifft ca. 50 % dieser Patienten. Hierbei bestehen jedoch zum Teil erhebliche Unterschiede zwischen den einzelnen atypischen Formen, sodass im Vorfeld exakt eingeschätzt werden muss, ob eine Implantat-Akupunktur sinnvoll erscheint. In 50 % der Fälle schlägt die Therapie allerdings nicht an.

Nach der Behandlung werden alle Patienten im Abstand von 2 Monaten über 1 Jahr lang telefonisch kontaktiert, um gezielt **Therapieergebnisse** abzufragen. Hierbei werden alle Veränderungen der Erkrankung erörtert. Sehr wichtig ist auch die medikamentöse Begleitung der Patienten, die immer individuell im Verlauf nach der Behandlung angepasst werden muss. Der regelmäßige Kontakt zwischen Arzt und Patient ermöglicht auch das frühzeitige Erkennen und Reagieren auf Veränderungen.

Im Regelfall halten Therapieerfolge über einen Zeitraum von 4 bis 6 Jahren an. Sollten sich die Symptome wieder verändern, kann eine sogenannte **Nachimplantation** durchgeführt werden. Hierbei werden zumeist 5–10 weitere Titan-Implantate pro Ohr nachgesetzt. Die zuvor eingesetzten alten Implantate verbleiben im Ohr und können über eine gezielte Lasertherapie aufgeladen und wieder neu aktiviert werden.

■ Zusammenfassung

Implantat-Akupunktur hat sich bei Morbus Parkinson seit Jahren als hilfreich erwiesen. Tremor, Rigor, Bewegungseinschränkungen und auch andere typische Parkinson-Symptome konnten bei 50–70 % aller Patienten zum Teil signifikant verringert werden. Ein Behandlungserfolg kann dennoch nicht mit Sicherheit immer erwartet werden. Die Methode ist risikoarm. Die Implantate sind weder sichtnoch spürbar, da sie einen Durchmesser von nur 0,78 mm aufweisen.

Morbus Parkinson ist eine langsam fortschreitende Erkrankung des ZNS. Daher muss (leider) fast immer die dopaminerge Medikation über die Jahre erhöht werden. Nebenwirkungen und Wirkverluste sind zumeist Folge dieser Notwendigkeit.

Implantat-Akupunktur kann das Fortschreiten der Erkrankung eindämmen und die typischen Symptome über Jahre reduzieren, wie Langzeitbeobachtungen (ohne Kontrollgruppen) zeigen. Ziel der Behandlung ist die Verbesserung der Lebensqualität und die Reduzierung der Medikation.

3.2 Restless -Legs -Syndrom

Implantat-Akupunktur wird seit Jahren beim Restless-Legs-Syndrom (RLS) angewendet. Hierbei werden Mini-Implantate in bestimmte Bereiche unter die Haut der Ohrmuschel gesetzt, um die vermehrte Freisetzung des körpereigenen Botenstoffs Dopamin innerhalb des zentralen Nervensystems (ZNS) anzuregen. Die Methode ist risikoarm. Wissenschaftliche Studien der Universität Köln belegen eine hohe Wirksamkeit und gute Verträglichkeit dieser innovativen Methode. Ziel der Behandlung ist die signifikante Reduzierung der typischen RLS-Symptome und eine Verringerung der dopaminergen Medikation.

3.2.1 Ursachen und Entstehung

Das RLS ist eine der häufigsten neurologischen Erkrankungen in Europa, obwohl es nur selten im Fokus der Öffentlichkeit steht. Allein in Deutschland leiden rund 2 Mio. Menschen unter einem therapiebedürftigen RLS. Die Häufigkeit der Erkrankung steigt mit dem Alter an.

RLS wird durch einen **Dopamin-Mangel** innerhalb des ZNS ausgelöst. Dieser Mangel führt zu den folgenden charakteristischen Symptomen:
- Unruhige Beine in Ruhe
- Bewegungsdrang
- Schlafstörung
- Tagesmüdigkeit

Am Beginn der Erkrankung treten die Symptome des RLS sehr langsam und schleichend auf. Über die Jahre steigert sich jedoch vor allem ein unwiderstehlicher Drang, die Beine bewegen zu müssen. Dieser ist oft begleitet von unangenehmen Empfindungen und Kribbeln in den Beinen, seltener auch in den Armen. Diese Symptome in Kombination mit erheblichen Schlafstörungen bestätigen die Diagnose des RLS fast zwangsläufig.

Folgende Faktoren scheinen ursächlich an der Entstehung eines RLS beteiligt zu sein:
1. **Dopamin-Mangel im Gehirn:** Der Botenstoff Dopamin spielt eine entscheidende Rolle bei der Steuerung von Bewegungen. Eine Störung der Dopamin-Freisetzung innerhalb des Gehirns könnte daher zu den typischen RLS-Symptomen führen. Viele der zur Behandlung von RLS eingesetzten Medikamente zielen darauf ab, diesen Dopamin-Mangel zu ersetzen.

2. **Eisenmangel:** Ein Mangel an Eisen im Gehirn, nicht unbedingt im gesamten Körper, könnte ebenfalls eine wichtige Rolle bei der Auslösung des RLS spielen. Eisen ist wichtig für die Produktion und Funktion von Dopamin im ZNS.
3. **Genetik:** Studien haben gezeigt, dass RLS in manchen Familien gehäuft auftritt, was auf eine genetische Komponente hinweist. Mehrere Genorte wurden bereits mit RLS in Verbindung gebracht.
4. **Schwangerschaft:** RLS kann während einer Schwangerschaft (insbesondere im letzten Drittel) erstmalig auftreten und die Krankheit auslösen. Hormonelle Veränderungen und Eisenmangel können hierbei verantwortlich für die Symptomatik sein.
5. **Chronische Erkrankungen:** Bestimmte chronische Erkrankungen wie Diabetes mellitus, Niereninsuffizienz und Neuropathien können ebenfalls RLS-Symptome auslösen und verschärfen.
6. **Medikamente:** Einige Medikamente, darunter Antidepressiva, Neuroleptika und Antipsychotika, können RLS-Symptome verschlimmern.

Es ist wichtig, darauf hinzuweisen, dass das RLS keine psychische, sondern ursächlich eine **organische Erkrankung** darstellt. Die typischen RLS-Symptome werden durch eine Fehlfunktion im dopaminergen System innerhalb des ZNS ausgelöst, möglicherweise auf der Ebene zentraler Dopamin-Rezeptoren.

Das RLS kann vererbt werden. Mehr als 50 % aller Patienten mit RLS haben eine **positive Familienanamnese.** Darüber hinaus kann RLS auch durch andere Faktoren ausgelöst werden, z. B. Eisenmangel, Vitamin-B_{12}-Mangel, Arthritis, Schilddrüsenerkrankungen, Niereninsuffizienz mit Dialyse sowie durch eine Reihe von Medikamenten, insbesondere durch zahlreiche Antidepressiva und Neuroleptika.

Zudem ist bekannt, dass RLS-Symptome vor allem im letzten Drittel einer **Schwangerschaft** verstärkt auftreten können. Dopaminerge Medikamente können die Plazentaschranke überwinden und somit das ungeborene Kind gefährden. Daher sollten diese Medikamente möglichst nicht während der Schwangerschaft eingesetzt werden.

3.2.2 Symptome

RLS verursacht in Zuständen der Ruhe und Entspannung ein Ziehen, Spannen und Kribbeln oder andere als unangenehm empfundene Gefühle in den Beinen, seltener auch in den Armen. Diese Missempfindungen erzeugen fast immer einen **unwiderstehlichen Drang**, die Extremitäten bewegen zu müssen (◘ Abb. 3.3). Die Beschwerden treten meistens am Abend und in der Nacht auf und verursachen Ein- und Durchschlafstörungen. Charakteristisch für das RLS ist die sofortige Linderung durch Bewegung und Muskeltätigkeit der Extremitäten.

Es gibt folgende essenzielle symptomatische sowie unterstützende Kriterien des RLS:

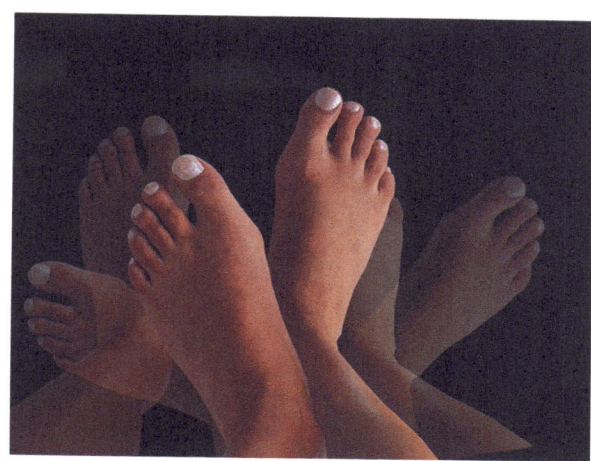
◘ Abb. 3.3 RLS-Symptome

1. **Essenzielle symptomatische Kriterien:**
   - Bewegungsdrang der Beine, meist begleitet von unangenehmen Sensationen
   - Auftreten des Bewegungsdrangs oder der Sensationen ausschließlich oder verstärkt in Ruhe
   - Teilweise oder vollständige Besserung der Beschwerden durch Bewegung (zumindest solange die Aktivität anhält)
   - Auftreten der Beschwerden anfangs vor allem abends oder nachts bzw. stärkeres Auftreten zu diesen Zeiten als tagsüber
2. **Unterstützende Kriterien:**
   - Positives Ansprechen auf eine dopaminerge Therapie
   - Nachweis von periodischen Beinbewegungen im Schlaflabor
   - Positive Familienanamnese

Über 95 % aller Patienten mit RLS leiden unter erheblichen **Ein- und Durchschlafstörungen** mit resultierender Tagesmüdigkeit. Im Schlaflabor zeigen sich eine verlängerte Einschlaflatenz, häufige Arousals (kurze unbewusste Wachphasen) und eine Verminderung der Tiefschlaf- und REM-Phasen (REM = „rapid eye movement"). Der Mangel an Dopamin im ZNS führt somit zu einer deutlich verminderten Schlafeffizienz. Eine relevante Schlafstrukturstörung liegt bei RLS zumeist jedoch nicht vor.

Bei 90 % aller Patienten mit RLS kann es auch zu motorischen Symptomen in Form von **periodischen Beinbewegungen** kommen, die auch als „periodic leg movement" (PLM) bezeichnet werden. Diese können sowohl im Schlaf als auch im Wachzustand auftreten.

Alle diese Symptome führen aber (leider) nicht automatisch zur Diagnose des RLS, da Schlafstörungen und Tagesmüdigkeit viele andere Ursachen haben können. Die Diagnose eines RLS kann auch nicht über Blutanalysen oder durch radiologische Untersuchungen gestellt werden, sondern erfolgt in erster Linie durch das Stellen **wegweisender Fragen**.

3.2.3 Medikamentöse Therapie

Primär werden L-Dopa (z. B. Restex®) oder Dopamin-Agonisten (z. B. Ropinirol) als Standardtherapie initial eingesetzt. Diese beiden Medikamentengruppen können anfangs die Erkrankung zumeist gut eindämmen. Aufgrund der fortschreitenden (progredienten) Entwicklung von RLS müssen diese Medikamente aber im Verlauf von Monaten oder Jahren schnell gesteigert werden. Die Erhöhung der Medikation birgt dann jedoch das Risiko des Auftretens von **Nebenwirkungen**, z. B. Gewichtszunahme, Beinödeme und Impulskontrollstörungen.

Falls diese Medikation nicht ausreicht oder unwirksam ist, werden **Opiate**, z. B. Oxycodon/Naloxon (z. B. Targin®) als Second-Line-Medikation hinzugenommen. Hierbei wird die dopaminerge Komponente dieser Wirkstoffgruppe genutzt, die über zentrale M- bzw. µ-Rezeptoren das extrapyramidal-motorische System herunterregulieren. Diese Medikamente haben jedoch ein großes Sucht- und Abhängigkeitspotenzial. Darüber hinaus kann mit der Zeit die Wirkung nachlassen (Toleranzentwicklung), was zu Dosiserhöhungen führen kann. Auch kognitive Fähigkeiten wie formale Denkprozesse und das Speichern von Informationen können durch Opiate zum Teil erheblich eingeschränkt werden.

3.2.4 Implantat-Akupunktur

Die Implantat-Akupunktur ist ein nicht-medikamentöses Verfahren, das insbesondere beim RLS eingesetzt wird. Hierbei werden Mini-Implantate (zumeist aus Titan) in bestimmte Bereiche unter die Haut der Ohrmuschel gesetzt (▶ Kap. 2). Dort befindet sich die sogenannte Dopamin-Zone (◘ Abb. 3.4). Durch den Kontakt der Implantate mit den unter der Haut befindlichen Ästen zentraler Nervenfasern entstehen Impulse, die fortgeleitet Nervenzellen und Kerngebiete des ZNS

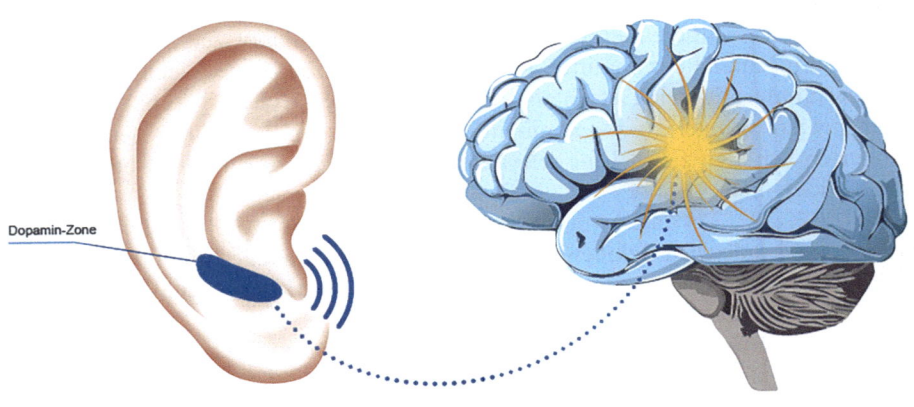

◘ Abb. 3.4 Dopamin-Zone für die Implantat-Akupunktur und Neurostimulation beim Restless-Legs-Syndrom (RLS)

anregen können, wieder vermehrt **körpereigenes Dopamin** innerhalb des Gehirns freizusetzen. Die Freisetzung von Botenstoffen durch Implantate entspricht einer peripheren Neurostimulation.

Im Durchschnitt werden beim RLS ca. **10–15 Titan-Implantate** pro Ohr eingesetzt. Durch die mögliche Freisetzung von körpereigenem Dopamin können zeitversetzt die typischen RLS-Symptome reduziert und ggf. auch die Medikation verringert werden.

Ziele einer Implantat-Akupunktur beim RLS
- Signifikant weniger unruhige Beine
- Signifikant weniger Bewegungsdrang
- Signifikant besseres Ein- und Durchschlafen
- Signifikant weniger Tagesmüdigkeit
- Verbesserte Grundstimmung

Neben den unangenehmen körperlichen Symptomen sind immer auch mentale und psychische Aspekte bei dieser Erkrankung zu berücksichtigen. Mehr als 80 % aller Patienten mit RLS berichteten, dass sich durch die Behandlung die **Stimmung** und auch die **körperliche Gesamtenergie** positiv verändert haben. Tatkraft, Motivation, Vitalität und insgesamt mehr **Lebensqualität** wurden wieder vermehrt spürbar. Diese Beobachtungen wurden auch durch Langzeituntersuchungen bestätigt. Ursächlich könnte dieser Zusammenhang mit der vermehrten Freisetzung von Dopamin, einem der wichtigsten Glückshormone im Körper, zu erklären sein.

In Deutschland wurden insgesamt bisher mehr als 3000 Patienten mit RLS mit Implantat-Akupunktur behandelt (Stand: 2025). Im Durchschnitt dauert es ungefähr **2 Monate** bis sich dauerhafte Behandlungserfolge einstellen. Diese Anlaufzeit ist zumeist erforderlich, um den zum Teil erheblichen Dopamin-Mangel im Gehirn über die Zeit auszugleichen. Innerhalb der ersten 8 Wochen kann es auch zu einem wellenförmigen Verlauf der Symptomatik oder zu einer Erstverschlechterung kommen. Diese Phänomene sind zumeist positive Frühzeichen, da sich andeutet, dass der Körper auf die Implantate reagiert.

Im Durchschnitt vergehen also rund **8–10 Wochen** bis spürbare Verbesserungen auch kontinuierlich und dauerhaft wahrzunehmen sind. Es wird angenommen, dass die Freisetzung von Dopamin innerhalb des ZNS erst auf ein bestimmtes Niveau angehoben werden muss, um in der Folge die typischen RLS-Symptome nachhaltig zu verbessern. Eine **Heilung** dieser Erkrankung ist nach dem heutigen Stand der Wissenschaft jedoch nicht möglich, daher können nur wenige Patienten vollständig auf eine medikamentöse Therapie verzichten.

Im Regelfall halten Therapieerfolge über einen Zeitraum von 4 bis 6 Jahren an. Sollten sich die Symptome wieder verändern, kann eine sogenannte **Nachimplantation** durchgeführt werden. Hierbei werden zumeist 5–10 weitere Titan-Implantate pro Ohr nachgesetzt. Die zuvor eingesetzten alten Implantate verbleiben im Ohr und können über eine gezielte Lasertherapie aufgeladen und neu aktiviert werden.

■■ Wissenschaftliche Daten

Eine groß angelegte Studie der Universität Köln mit 97 schwerst betroffen RLS-Patienten hat signifikante Hinweise für einen Nutzen der Implantat-Akupunktur bei RLS geliefert, mit folgenden Ergebnissen (Wlasak et al. 2011):

- Bei 60 % der Patienten konnten durch die Titan-Implantate die RLS-Symptome deutlich (signifikant) reduziert werden.
- 30 % der Patienten bemerkten eine spürbare Verbesserung ihrer Symptome (nicht signifikant).
- 10 % aller Patienten bemerkten keine Veränderung ihrer RLS-Symptome.
- 55 % aller Patienten konnten ihre RLS-Medikation um 25–50 % reduzieren.
- 80 % aller Patienten bemerkten eine spürbare Verbesserung ihres Allgemeinbefindens.
- Bei den 1189 eingesetzten Titan-Implantaten in dieser Studie traten weder Infektionen noch Blutungen oder andere Nebenwirkungen auf.

Zusammengefasst kann man heute (Stand: 2025) sagen, dass etwa 70 bis 80 % aller Patienten mit dem Ergebnis der Behandlung sehr zufrieden waren. Die Methode der Implantat-Akupunktur gilt als sicheres und komplikationsarmes Verfahren. Bei den restlichen Patienten empfiehlt sich eine sogenannte **Nachimplantation**, also eine Zweitbehandlung. Durch das gezielte Nachsetzen weiterer Mini-Implantate kann man das Erstergebnis ggf. verbessern.

Somit kann auch das **nicht-medikamentöse Verfahren der Implantat-Akupunktur** einen deutlichen Nutzen für Patienten mit RLS erbringen. Darüber hinaus konnte bei rund 55 % aller Patienten die notwendige und voreingestellte dopaminerge Medikation um ca. 25–50 % reduziert werden, ohne dass hierdurch die typischen RLS-Symptome wieder zunahmen. Die Behandlungsergebnisse der Studienteilnehmer wurden über 2 Jahre nachkontrolliert. Hierbei zeigte sich, dass diese nahezu identisch blieben. Rund 30 % aller Patienten nahmen innerhalb von 5 Jahren nach der Erstbehandlung eine Nachimplantation in Anspruch, um das Ergebnis weiter zu verbessern oder abzusichern.

Die Studienergebnisse sprechen gegen **Placebo-Effekte**, da sich Placebo-Wirkungen immer unmittelbar nach einer Behandlung einstellen und schon nach kurzer Zeit wieder nachlassen bzw. auf das Ausgangsniveau zurückfallen. Bei der Implantat-Akupunktur stellt sich die Wirkung erst nach ca. 2 Monaten ein und kann mehrere Jahre anhalten. Diese Studie bezog sich auf eine nicht-randomisierte Kohorte ohne Kontrollgruppe, welche bei Akupunktur-Studien grundsätzlich nicht möglich sind. Implantat-Akupunktur sollte daher stets individuell erfolgen und immer im Rahmen eines integrativen Therapiekonzepts unter Berücksichtigung schulmedizinischer Leitlinien.

Patienten, die bisher (noch) keine dopaminerge Therapie erhalten haben, können ebenfalls mit Implantat-Akupunktur behandelt werden, um hierdurch die Medikation auf unbestimmte Zeit in die Zukunft zu verschieben. In den vergangenen Jahren wurden daher auch viele Patienten mit RLS behandelt, die kurz vor einer dopaminergen Medikation standen.

■ **Zusammenfassung**

Implantat-Akupunktur wird schon seit Jahren beim Restless-Legs-Syndrom angewendet und hat sich als sehr hilfreiche Methode für diese Patienten erwiesen. Insbesondere die Symptome der unruhigen Beine, des Bewegungsdrangs und der Schlafstörung können deutlich reduziert werden. Eine groß angelegte Studie der Universität Köln konnte diese Ergebnisse in einer wissenschaftlichen Untersuchung, als Hinweis für einen möglichen Nutzen, bestätigen. Über 80 % aller Patienten verspürten darüber hinaus auch eine deutliche Verbesserung des Faktors der **Stimmung**. Dennoch kann ein Behandlungserfolg nicht mit Sicherheit immer erwartet werden.

Die Methode ist risikoarm und frei von Wechselwirkungen mit anderen Erkrankungen oder Medikamenten. Die Implantate sind weder sicht- noch spürbar, da sie einen Durchmesser von nur 0,78 mm aufweisen.

3.3 Aufmerksamkeitsdefizit- und Aufmerksamkeitsdefizit-/Hyperaktivitätsstörung

Seit wenigen Jahren etablieren sich auch nicht-medikamentöse Verfahren bei Aufmerksamkeitsdefizit- (ADS) und Aufmerksamkeitsdefizit-/Hyperaktivitätsstörung (ADHS). Die Implantat-Akupunktur ist ein Verfahren aus dem Bereich der Neurostimulation. Hierbei werden Mini-Implantate aus Titan oder selbstauflösende Implantate in bestimmte Bereiche unter die Haut der Ohrmuschel gesetzt, um die vermehrte Freisetzung des körpereigenen Botenstoffs Dopamin innerhalb des ZNS anzuregen. Hiermit kann der ursächliche Mangel an Dopamin im Gehirn bei diesen Erkrankungen ausgeglichen werden.

3.3.1 Klassifikation und Symptome

ADHS und ADS sind Aufmerksamkeitsdefizitstörungen mit und ohne Hyperaktivität. In beiden Fällen handelt es sich um neurologisch bedingte Phänomene, die sich typischerweise durch erhebliche Schwierigkeiten mit Aufmerksamkeit, Impulsivität und Hyperaktivität manifestieren. Die **Symptome bei ADHS** können in verschiedenen Kombinationen und Schweregraden auftreten und werden häufig in drei Haupttypen eingeteilt:
1. Vorwiegend unaufmerksamer Typ (ADHS-I): Probleme mit der Aufmerksamkeit wie Schwierigkeiten, Aufgaben zu beenden, Vergesslichkeit und Ablenkbarkeit
2. Vorwiegend hyperaktiv-impulsiver Typ (ADHS-HI): Symptome von Hyperaktivität und Impulsivität wie Unruhe, Rededrang und impulsives Verhalten
3. Kombinierter Typ (ADHS-C): eine Mischung aus Symptomen der Unaufmerksamkeit und des hyperaktiv-impulsiven Verhaltens

ADS und ADHS treten häufig im Kindesalter auf und können bis ins Erwachsenenalter fortbestehen. Die exakten Ursachen für diese Auffälligkeiten sind nicht eindeutig wissenschaftlich geklärt. Es ist jedoch erkennbar, dass die Symptome von ADS und ADHS durch bestimmte Einflussfaktoren ausgelöst werden, die mit der Zeit zu einer **Störung der kindgerechten Hirnentwicklung** führen können (Kahl et al. 2011).

3.3.2 Einfluss- und Umweltfaktoren

Die Reifung und Entwicklung des Gehirns vor der Geburt bis zum Erwachsenenalter ist ein komplexer Prozess, der durch eine Vielzahl von Faktoren beeinflusst wird.

Die wichtigsten Einflussfaktoren sind:

1. **Ernährung:** Eine abwechslungsreiche und regelmäßige Ernährung muss reich an Proteinen, Vitaminen (besonders B-Vitamine), Mineralstoffen (wie Eisen, Zink und Magnesium) und gesunden Fetten (besonders Omega-3-Fettsäuren) sein, damit sich das wachsende Gehirn normal entwickeln kann. Darüber hinaus liefert die Muttermilch in den ersten Lebensmonaten weitere wichtige Nährstoffe und fördert zudem die Reifung und Entwicklung des Immunsystems.
2. **Ausreichender Schlaf:** Kinder benötigen mehr Schlaf als Erwachsene. Im Schlaf werden Wachstumshormone ausgeschüttet, die für das körperliche Wachstum und die Hirnentwicklung extrem wichtig sind. Zudem verarbeitet das kindliche Gehirn während des Schlafs Vorkommnisse und Erlebnisse vergangener Tage, Wochen und Monate, was wiederum hilft, die abgelaufenen Geschehnisse zu filtern, zu verarbeiten und einzuordnen. Kinder, die ausreichend lange und gut schlafen, sind psychisch ausgeglichener und weniger anfällig für emotionale Instabilität.
3. **Körperliche Aktivität und Bewegung:** Regelmäßige Bewegung fördert die Durchblutung des Gehirns und unterstützt die Entwicklung motorischer und kognitiver Fähigkeiten. Hierdurch werden auch die Körperwahrnehmung verbessert und das Ich-Bewusstsein gestärkt.
4. **Soziale Bindung und emotionale Unterstützung:** Sichere und vertrauensvolle Beziehungen zu Eltern, Großeltern, Geschwistern, Gleichaltrigen und anderen Menschen sind ganz wesentlich für die soziale und psychische Entwicklung von Kindern. Durch Gespräche, Zuhören, Vorlesen und gemeinsames Spielen werden die Sprach- und Gedächtnisentwicklung gefördert und das Verständnis für soziale Normen und Werte aufgebaut. Kinder müssen durch Eltern und andere nahestehende Personen spüren, dass sie gesehen und wertgeschätzt werden. Manche Kinder benötigen eine vermehrte und offen gezeigte Zuneigung. Dies müssen die Eltern rechtzeitig erkennen.
5. **Stimulation und Lernen:** Neben der Schule sollten auch in der Freizeit Hobbys oder andere Interessen gefördert werden. Hierdurch wird die Vernetzung von Nervenzellen und demzufolge die Hirnreifung des kindlichen Gehirns gebahnt. Dieser Prozess unterstützt auch die Anpassungsfähigkeit des Gehirns an verschiedene Anforderungen, z. B. das Erlernen und Verbessern von Fähigkeiten, das Anpassen an außergewöhnliche Umstände oder das frühzeitige Erkennen von Schwierigkeiten. Kinder erlernen diese Fähigkeiten am besten über Spiel und Spaß.
6. **Gesellschaftliche und kulturelle Veränderungen:** Trennung und Streit der Eltern, Mobbing in der Schule, ein ungefilterter Zugang zu sozialen Medien, kulturelle Konflikte im Fernsehen und vieles andere mehr gefährden die Einhaltung von ordnenden Regeln und hinterlassen bei Jugendlichen von heute Unsi-

cherheit und Desorientierung. Kinder und Jugendliche können im Gegensatz zu Erwachsenen noch nicht ausreichend gut filtern und einordnen. Es entsteht unweigerlich eine ausufernde Reizüberflutung. Diese Kinder werden – wie Studien zeigen – überproportional häufig verhaltensauffällig. Daher kommt Eltern an dieser Stelle eine extrem wichtige Filter- und Schutzfunktion zu.
7. **Sicherheit und Gesundheit:** Kinder müssen vor seelischen Verletzungen (Traumata, schweren Konflikten und Überforderungen) geschützt werden. Schutz vor Gewalterfahrungen und Schutz vor seelischen Traumata stehen hierbei an oberster Stelle. Eltern sollten ein generelles Gesundheitsbewusstsein in der Familie prägen und dieses auch selbst vorleben.
8. **Stressbewältigung:** Anhaltend negativer Stress in Familie, Freizeit oder Schule kann die natürliche Entwicklung und Reifung des kindlichen Gehirns sehr ungünstig beeinflussen. Bei chronisch negativem Stress dringen zu viele Stresshormone (vor allem Cortisol) in das ZNS und damit in das Gehirn ein. Überschießendes Cortisol schadet dem Gehirn. Daher müssen Stressfaktoren frühzeitig erkannt und wirksam reduziert werden.

■■ **Erziehungsstruktur und Werterahmen**

Die Aufzählung der oben genannten Faktoren verdeutlicht, dass Kinder und Jugendliche einen geeigneten Erziehungsrahmen benötigen, der primär **von den Eltern** gesetzt werden muss, damit eine kindgerechte Erziehung und Vermittlung von Werten glücken kann. Dieser Werterahmen bietet einen wegweisenden Gestaltungsraum, damit Kinder ihre Begabungen erproben und neue Erfahrungen in einem sichern Umfeld tätigen können.

Das Setzen dieses Rahmens ist für Eltern keine leichte Aufgabe und erfordert ständige Wachsamkeit und Reflexion. Hierbei geht es im Wesentlichen darum, frühzeitig zu erkennen, wenn Probleme, Konflikte oder klare Grenzüberschreitungen auftreten. Darauf müssen Eltern unmittelbar reagieren, damit Kinder erkennen können, dass ihr Verhalten positive, neutrale sowie auch negative Auswirkungen nach sich ziehen kann. Wenn Eltern eine klare und einheitliche **Erziehungsstruktur** etablieren, können sich die Kinder vorteilhaft daran ausrichten und orientieren. Hierdurch können sie verstehen und erfahren, welche inneren Ressourcen in ihnen schlummern.

Kinder und Jugendliche durchlaufen unterschiedliche Reifeprozesse. Hierbei ist es z. B. auch wichtig, dass sie lernen, **Impulse zu unterdrücken und eine Zeit lang auszuhalten** (Impulskontrolle). Gerade hierdurch reifen frühzeitig Fähigkeiten und Anlagen, die den späteren Erwachsenen dazu befähigen, sich Problemen und Schwierigkeiten zu stellen. Aus diesen Fähigkeiten entstehen mit der Zeit Ressourcen, die ein Leben lang dazu beitragen, Aufgaben und Fragestellungen konstruktiv anzugehen. Diese Befähigung wird in der Kindheit angelegt und beschreibt die Anpassungsfähigkeit des Gehirns auf Veränderungen und Herausforderungen (Neuroplastizität).

■■ **Frustrationstoleranz**

Impulse zu unterdrücken, bedeutet im Wesentlichen, eine Frustrationstoleranz aufzubauen. Diese Anlage hat viele positive Facetten und kann sowohl das persönliche Wohlbefinden als auch die soziale und berufliche Anerkennung steigern. Es folgen einige der wichtigsten Vorteile einer gut ausgebildeten Frustrationstoleranz:

1. **Bessere emotionale Stabilität:** Wer Frustrationen gut aushalten bzw. „ausbalancieren" kann, reagiert in schwierigen Situationen ruhiger und gelassener. Dies führt mit der Zeit zu einer stabileren Gefühlslage in Krisensituationen.
2. **Erhöhte Widerstandsfähigkeit (Resilienz):** Frustrationstoleranz trägt zur Resilienz bei. Dies ist die Fähigkeit, sich von Rückschlägen zu erholen und aus Krisenzeiten evtl. gestärkt hervorzugehen.
3. **Förderung von Problemlösefähigkeiten:** Anstatt vor Widerständen und Problemen wegzulaufen oder diesen auszuweichen, bleibt man länger am Ball und entwickelt evtl. eine Lösungsstrategie.
4. **Stärkung der Geduld und Selbstkontrolle:** Wer Frustrationen und Enttäuschungen besser verarbeiten kann, entwickelt mehr Geduld und lernt hierbei, Erstimpulse besser zu kontrollieren. Diese Selbstkontrolle hilft ggf. auch, langfristige Ziele zu verfolgen, auch wenn die Belohnung nicht sofort erkennbar ist.
5. **Verbesserte Beziehungen:** Mit einer höheren Frustrationstoleranz bleibt man in allen sozialen Beziehungen gelassener und ist weniger geneigt, auf Konflikte impulsiv zu reagieren. Diese Fähigkeit stärkt die eigene Kommunikation und trägt dazu bei, soziale Kontakte intensiver zu pflegen.
6. **Höhere Erfolgswahrscheinlichkeit im Beruf:** Viele berufliche Aufgaben erfordern Geduld und die Fähigkeit, Rückschläge zu verkraften. Menschen mit einer hohen Frustrationstoleranz sind zumeist ausdauernder und bewältigen Herausforderungen kreativer, was ihnen oft helfen kann, ihre beruflichen Ziele früher zu erreichen.
7. **Mehr Zufriedenheit und Gelassenheit:** Eine erhöhte Frustrationstoleranz fördert die Erkenntnis eigener Unvollkommenheiten und damit einhergehend die Erkenntnis, dass man sich nicht über Dinge aufregen sollte, die man nicht ändern kann, sondern besser den Fokus auf das richten sollte, was für das Fortkommen getan werden muss.

Zusammengefasst trägt eine wohl dosierte Frustrationstoleranz dazu bei, das Leben entspannter, zufriedener und erfüllter zu gestalten, da man gelassener mit Herausforderungen umgehen kann und sich von Rückschlägen weniger entmutigen lässt.

■■ Kindgerechte Hirnreifung

In diesem Zusammenhang sollten Kinder und Jugendliche z. B. dazu angehalten werden, in einer Gruppe mit anderen Kindern und/oder mit Erwachsenen komplexe Aufgaben anzugehen. Gerade durch **Gruppenarbeit** lernen Kinder früh im Leben, Aufgaben zu teilen, Verantwortung zu übernehmen und Vertrauen in andere Personen aufzubauen. Hierdurch entstehen im Gehirn Querverbindungen (**Assoziationsbahnen**), also Vernetzungen von Nervenbahnen innerhalb verschiedener Gehirnabschnitte. Diese Vernetzungen helfen später im Leben, variab-

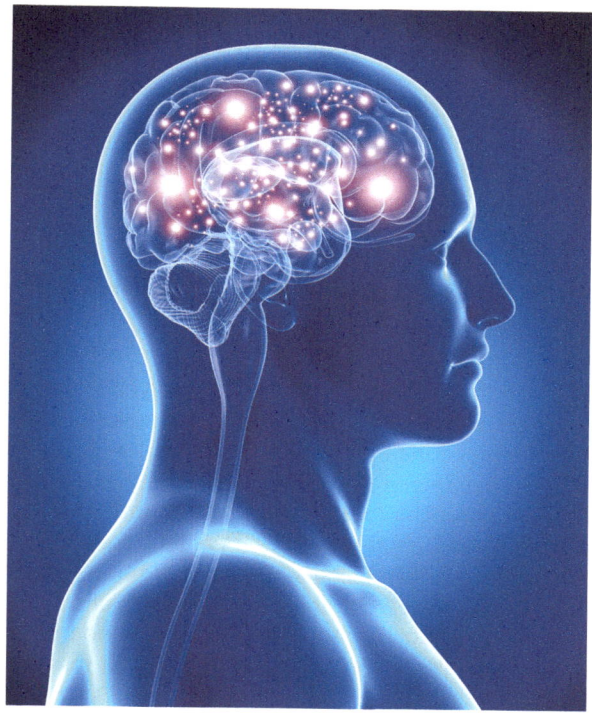

○ Abb. 3.5 Hirnreifung

ler auf Stress zu reagieren, und fördern Kreativität sowie den konstruktiven Umgang mit Problemen. Manche Kinder müssen mehr gefordert werden (○ Abb. 3.5).

▪▪ Auswirkungen schädlicher Einfluss- und Umweltfaktoren

ADS und ADHS haben keine spezifischen organischen, genetischen oder psychischen Ursachen. Auf Basis der heutigen Forschungsergebnisse werden **polygenetische Faktoren** diskutiert. Diese sind aber sehr fraglich für die alleinige Entstehung der oben beschriebenen Auffälligkeiten.

Daher richtet sich der Fokus der wissenschaftlichen Untersuchung auf mögliche schädliche **Einfluss- und Umweltfaktoren** als Hauptursache für diese Auffälligkeiten. Diese sind beeinfluss- und damit therapierbar.

Folglich müssen Eltern und andere Erziehungsberechtigte primär dafür Sorge tragen, dass die oben beschrieben Faktoren, wenn nötig, korrigiert und angepasst werden, um die Entwicklung ihrer Kinder günstig zu beeinflussen. Im Tierreich existiert hierfür der Begriff der **Prägung**.

Nachteilige und nicht korrigierte schädliche Einflussfaktoren werden andernfalls dazu führen, dass bestimmte Neurotransmitter (Botenstoffe) im Stirnhirn der Kinder (vor allem **Dopamin, Noradrenalin** und **Serotonin**) vermindert freigesetzt werden. Ein Mangel dieser Botenstoffe führt dann unweigerlich zu Hyperaktivität, Impulsivität, Aufmerksamkeitsdefiziten und innerer Unruhe.

Zusammengefasst bedeutet dies, dass die Entwicklung und Hirnreifung von Kindern durch den Mangel dieser Botenstoffe entscheidend behindert werden kann. Entsprechend können diese Kinder dann nur sehr unzureichend Informationen und Reize von außen **filtern, speichern und einordnen**. Letztendlich kommt es zu einer chaotischen **Reizüberflutung** innerhalb des Gehirns, die eine typische ADS- bzw. ADHS-Symptomatik auslösen kann.

3.3.3 Abgrenzung von und Schnittmengen mit anderen Phänomenen

Wer schon als Kind unter ADS oder ADHS leidet wird in drei Viertel der Fälle auch als Erwachsener von dieser Diagnose betroffen sein. Im Erwachsenenalter sind Depressionen und Angststörungen (▶ Abschn. 3.14) sehr oft zusätzliche Begleiterscheinungen neben diesen Auffälligkeiten. Daher werden ADS bzw. ADHS im Erwachsenenalter häufig nicht erkannt.

Eine **emotional-instabile Persönlichkeitsstörung**, bestimmte Formen der **Borderline-Persönlichkeitsstörung** sowie eine **Autismus-Spektrum-Störung** können sehr leicht mit ADS und ADHS verwechselt werden. Eine Abgrenzung zur Autismus-Spektrum-Störung kann insbesondere dann schwierig werden, wenn die Aufmerksamkeitsstörung ohne Impulsivität und ohne Hyperaktivität auftritt (wie bei ADS) und somit allein durch soziale Defizite gekennzeichnet ist. Kinder mit einer Autismus-Spektrum-Störung (kurz: Autismus) nehmen die Welt auf ihre eigene Weise wahr. Es fällt ihnen schwer, Gefühle und Bedürfnisse anderer Menschen zu verstehen und ihre eigenen Gefühle und Gedanken auszudrücken.

Beim **Asperger-Syndrom**, einer Variante der Autismus-Spektrum-Störung, sind die Störungen im sozialen und emotionalen Kontakt mit anderen Menschen, durch äußerst detailorientierte Spezialinteressen sowie durch übertrieben analytische Denkmuster stärker ausgeprägt als bei ADS und ADHS. Im Gegensatz dazu stehen bei ADS und ADHS eine ausgeprägte Alltagsdesorganisation mit Sprunghaftigkeit im Denken und Handeln im Vordergrund. Diese Phänomene sind bei Autismus-Spektrum-Störungen eher untypisch.

3.3.4 Medikamentöse Therapie

Kinder mit ADS/ADHS erhalten **Medikamente** (z. B. Methylphenidat oder Atomoxetin), die den Abbau von Botenstoffen im Gehirn vermindern sollen. Dies führt zwar meistens dazu, dass die typischen Symptome von ADS und ADHS reduziert werden können. Viele Kinder werden allerdings durch diese Medikamente (z. B. Ritalin®) häufig auch sehr passiv und in ihrem natürlichen Verhalten stark abgebremst. Nebenwirkungen dieser Medikamente sind zudem Appetitminderung, Magenbeschwerden, Kopfschmerzen und gelegentlich auch Tic-Störungen (◘ Abb. 3.6).

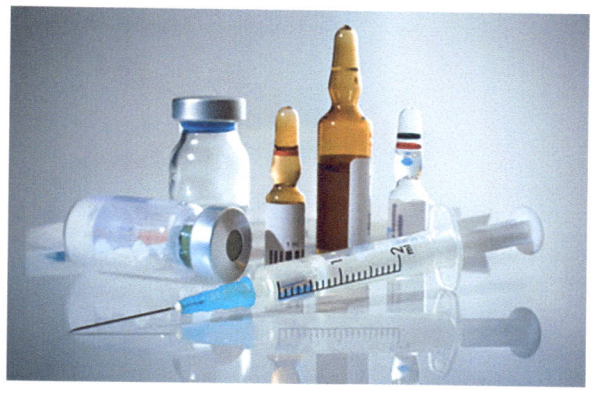

Abb. 3.6 Medikamentöse Therapie

Das größte Problem ist jedoch die Tatsache, dass die oben genannten Medikamente die Hirnreifung und -entwicklung dieser Kinder behindern kann. Diese Medikamente unterdrücken viel zu häufig die angeborene Fähigkeit des menschlichen Gehirns zur selbstständigen Regulation von Dopamin, Serotonin, Noradrenalin und anderen Botenstoffen. Das kindliche Gehirn erhält somit weniger natürliche Anreize, diese Botenstoffe vollständig **selbst zu regulieren und freizusetzen**. Das könnte Folgen für ein ganzes Leben haben.

3.3.5 Implantat-Akupunktur

Aus diesem Grund ist es wichtig, nicht nur Symptome durch Medikamente zu unterdrücken, sondern auch Maßnahmen zu ergreifen, die die natürliche Freisetzung und Selbstregulation dieser Botenstoffe im Gehirn wieder unterstützen können. Das kindliche Gehirn braucht hierfür konstante Reize, eine gezielte Anregung und eine kontinuierliche Stimulation, wenn die typischen ADS- bzw. ADHS-Symptome mehr als deutlich im Alltag auftreten.

Es besteht heute die Möglichkeit, über **Mini-Implantate** (mit einem Durchmesser von 0,78 mm), sehr gezielt das ZNS über bestimmte Bereiche der Ohrmuschel anzusteuern und somit eine angepasste Stimulation über die Zeit zu erreichen.

Bei Kindern werden hierbei Implantate verwendet, die sich nach 12–15 Monaten wieder von selbst auflösen (**selbstauflösende Nadeln**; ▶ Kap. 2). Nach dem 18. Lebensjahr können auch Titan-Implantate verwendet werden. Die Anwendung der Implantate ist für Kinder, Heranwachsende und Erwachsene gleichermaßen risikoarm. Bei fachgerechter Anwendung geht das Risiko für Infektionen oder Knorpelschäden unter einem Prozent.

ADS und ADHS wurden früher als reine Verhaltensstörungen betrachtet, während das Phänomen heute zunehmend als **Störung der kindgerechten Hirnentwicklung** verstanden wird. Sind die typischen Symptome sehr stark ausgeprägt und beständig über Jahre vorhanden, dann können mit Psychotherapie und Verhaltenstherapie allein nur noch bedingt richtungsweisende Veränderungen bei diesen Kindern und Jugendlichen erzielt werden. Wird der Alltag erheblich durch Impulsivi-

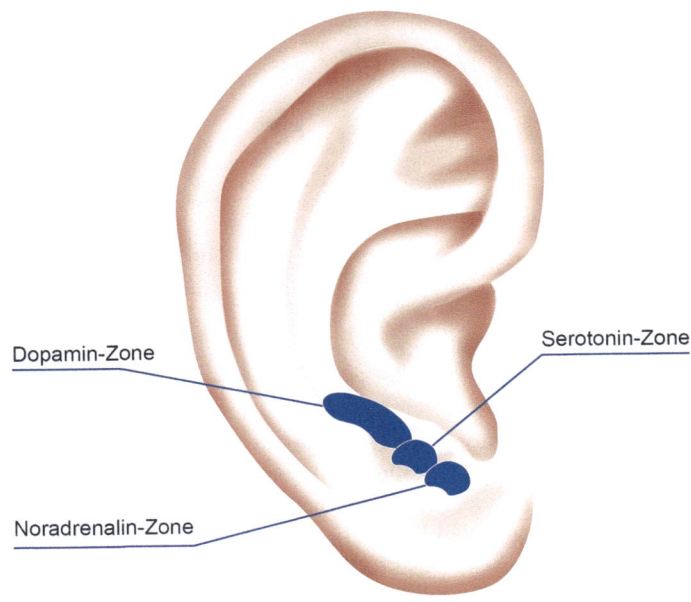

Abb. 3.7 Relevante Zonen für die Implantat-Akupunktur bei ADS/ADHS

tät, Hyperaktivität und Aufmerksamkeitsdefizite beeinträchtigt, stehen die **fehlregulierten Botenstoffe** im Zentrum der Therapie.

Unter Fehlregulation versteht man starke Veränderungen der Produktion, der Freisetzung und des Abbaus von Botenstoffen innerhalb des ZNS. Bei ADS und ADHS stehen hierbei insbesondere die Botenstoffe **Dopamin**, **Noradrenalin** und **Serotonin** im Zentrum der Aufmerksamkeit (Abb. 3.7). Diese Neurotransmitter regulieren die Signalübertragung zwischen Nervenzellen und steuern viele Gehirnfunktionen, die u. a. Einfluss nehmen auf die Stimmung, die Aufmerksamkeit, den Schlaf und die Impulskontrolle.

Wissenschaftlich belegt ist die Tatsache, dass die Weiterleitung von Impulsen zwischen Nervenzellen über biochemische Botenstoffe bei ADS und ADHS erheblich beeinträchtigt ist. Neben Dopamin, Noradrenalin und Serotonin spielt evtl. auch der Botenstoff **Glutamat** eine wichtige Rolle bei der Entstehung von ADS und ADHS. Diese Zusammenhänge müssen in der Zukunft durch wissenschaftliche Studien weiter untersucht werden.

Diese Fehlregulationen können durch Medikamente alleine kaum behoben werden, sondern bedürfen weiterer und zusätzlicher Therapiemöglichkeiten. Daher kommt der **Neurostimulation** (Dauerimplantate), also einem nicht-medikamentösen Verfahren, eine große Bedeutung zu. Neurostimulation hat das Ziel, durch gezielte Reize über das zentrale Nervensystem (ZNS) die wichtige **Selbstregulation** von Botenstoffen im Gehirn wieder anzuregen, sodass die begleitende Medikation mit der Zeit reduziert und am Ende ggf. ganz ausgesetzt werden kann.

Ziele der Implantat-Akupunktur bei ADS und ADHS
- Verringerung der Impulsivität und Hyperaktivität
- Verbesserung von Aufmerksamkeit und Konzentration
- Verbesserung der Selbstregulation

Beobachtungsstudie

In einer Beobachtungsuntersuchung mit 42 Kindern (im Alter zwischen 6 und 14 Jahren) ergab sich bei 29 Kindern nach Angaben der Eltern innerhalb von 3 bis 6 Monaten nach dem Setzen der Implantate eine Besserung bzw. Reduzierung der typischen ADS- und ADHS-Symptome. Im Durchschnitt wurden 2 auflösbare Implantat-Nadeln pro Ohr verwendet. Die Kinder und Jugendlichen konnten sich nach der Behandlung besser im Unterricht und zu Hause konzentrieren. Die Impulsivität konnte nach 12 Monaten im Mittel um ca. 50 % verringert werden. Alle Kinder wurden 2 Jahre nach der Behandlung, anhand der Angaben der Eltern, nachbeobachtet. Bei keinem der Kinder gab es Komplikationen oder Nebenwirkungen. Die Methode der Implantat-Akupunktur gilt als risikoarm. Diese Untersuchung erfüllt nicht alle wissenschaftlichen Kriterien (z. B. keine Kontrollgruppe), könnte aber ein Hinweis auf einen möglichen Nutzen einer Implantat-Akupunktur bei ADS- und ADHS sein. Dennoch kann ein Behandlungserfolg nicht mit Sicherheit erwartet werden.

Fazit: Diese Daten geben einen möglichen Hinweis darauf, dass die Methode der Implantat-Akupunktur (Neurostimulation) helfen kann, die Symptome und das Ausmaß von ADS und ADHS zu reduzieren. Weitere und größere kontrollierten Studien müssen folgen, um diese Ergebnisse zu bestätigen.

Zusammenfassung

Implantat-Akupunktur kann die Symptomatik und die Krankheitsaktivität bei ADS und ADHS reduzieren. Hierbei werden Mini-Implantate, zumeist selbstauflösende Implantate, in bestimmte Bereiche der Ohrmuschel gesetzt, um vor allem die vermehrte Freisetzung des körpereigenen Botenstoffs Dopamin innerhalb des ZNS anzuregen. Somit kann der Dopamin-Mangel, auf den die Symptomatik bei ADS und ADHS u. a. zurückzuführen ist, ggf. ausgeglichen und eine verbesserte und gestärkte Selbstregulation der Botenstoffe eingeleitet werden.

3.4 Multiple Sklerose

Die Implantat-Akupunktur ist ein nicht-medikamentöses Verfahren aus dem Bereich der Neurostimulation. Hierbei werden entweder Mini-Implantate aus medizinischem Rein-Titan oder selbstauflösende Implantate in bestimmte Bereiche unter die Haut des äußeren Ohres gesetzt. Hierdurch können Botenstoffe und Neurotransmitter innerhalb des ZNS und im Körper freigesetzt werden, die die Krankheitsaktivität der Multiplen Sklerose (MS) herabsetzen und Entzündungsreaktionen im Gehirn und im Körper reduzieren können.

3.4.1 Klassifikation und Ursachen

Die Multiple Sklerose (MS) ist eine chronisch entzündliche Erkrankung des ZNS, die das Gehirn und das Rückenmark betreffen kann. Sie wird in verschiedene Verlaufsformen unterteilt, um den Krankheitsverlauf besser zu beschreiben und die Behandlung gezielter anpassen zu können.

Die gängigen Klassifikationen der MS sind folgende:
- Klinisch isoliertes Syndrom („clinically isolated syndrome", CIS)
- Schubförmig remittierende MS („relapsing-remitting multiple sclerosis", RRMS)
- Sekundär progrediente MS („secondary progressive multiple sclerosis", SPMS)
- Primär progrediente MS („primary progressive multiple sclerosis", PPMS)
- Progressive schubförmige MS („progressive-relapsing multiple sclerosis", PRMS)

Bei dieser Erkrankung greift das **Immunsystem** die eigenen Myelinscheiden an, also die schützenden Isolierhüllen, die die Nervenfasern ummanteln (◘ Abb. 3.8). Diese Schädigung führt zu einer gestörten Übertragung von Nervenimpulsen auf innere Organe und auf die Muskulatur. Darüber hinaus können Stressreaktionen ausgelöst werden, die wiederum den Entzündungsprozess im ZNS und im Körper weiter antreiben können.

Die MS kann eine Vielzahl von **Symptomen** auslösen, die von Patient zu Patient sehr unterschiedlich sein können. Dazu gehören u. a. Sehstörungen, Muskelschwäche, Koordinationsprobleme, Taubheitsgefühle sowie Konzentrations- und Gedächtnisstörungen. Der Verlauf der Erkrankung ist oft unvorhersehbar und kann von mild bis sehr schwer variieren (Schmidt et al. 2021).

Die exakten **Ursachen** der MS sind nicht vollständig geklärt. Es wird allgemein angenommen, dass sowohl genetische Anlagen, Stressreaktionen und ein zu stark aktiviertes Immunsystem eine zentrale Rolle spielen. Es gibt derzeit keine Heilung bei MS, aber es gibt Therapien, die helfen können, die Symptome zu kontrollieren sowie das Fortschreiten der Erkrankung zu verlangsamen und ggf. aufzuhalten.

3.4.2 Therapeutische Strategien

Die Therapie der MS umfasst verschiedene Ansätze, die darauf abzielen, die Krankheit einzudämmen, Symptome zu lindern und die Lebensqualität der Betroffenen zu verbessern. Im Kern geht es darum, die **Krankheitsaktivität** zu reduzieren und die medikamentöse Therapie so weit wie möglich herunterzufahren. Die Therapie der MS kann in die folgenden 6 Strategien eingeteilt werden:

3.4 · Multiple Sklerose

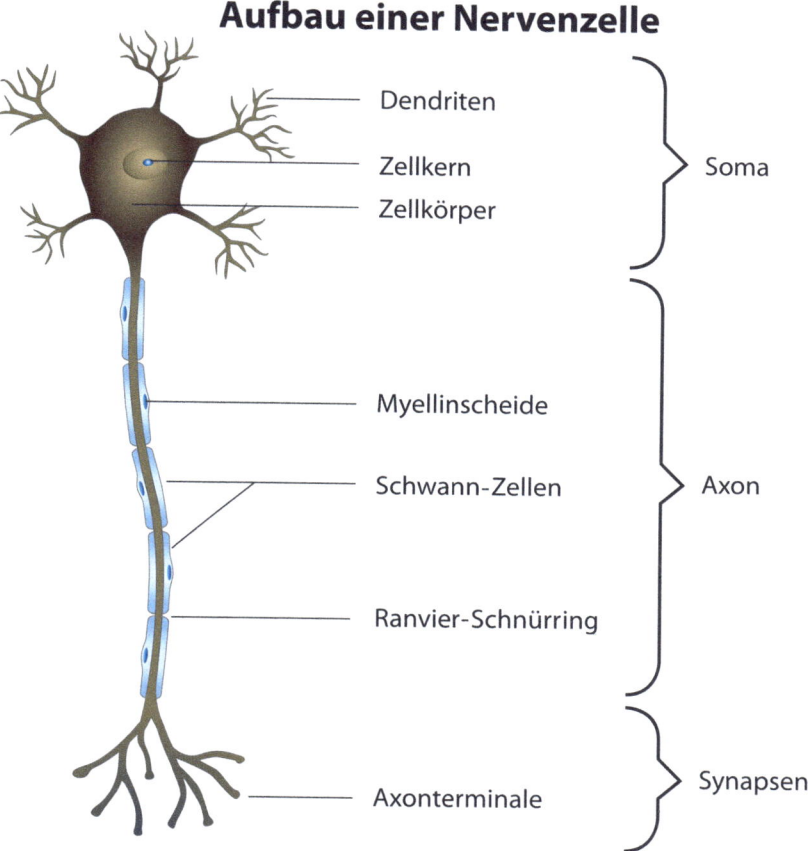

● Abb. 3.8   Myelinscheide

1. **Basistherapie („disease-modifying therapies", DMTs):** Ziel: Reduzierung der Häufigkeit und Schwere von Schüben sowie Verlangsamung des Fortschreitens der Behinderung. Medikamente:
   - Interferone
   - Glatirameracetat
   - Fingolimod
   - Natalizumab
   - Ocrelizumab
   - Alemtuzumab
   - Siponimod
   - Cladribin
   - Ozanimod

   Diese Medikamente können als Injektionen, Tabletten oder Infusionen verabreicht werden.

2. **Akuttherapie von Schüben:** Hochdosierte intravenöse Kortikosteroide (z. B. Methylprednisolon) werden zur Behandlung akuter Schübe verwendet, um Entzündungen im ZNS zu reduzieren.
3. **Symptomatische Therapie:**
   - Muskelkrämpfe und Spastik: Medikamente wie Baclofen oder Tizanidin
   - Schmerzen: Schmerzbehandlung mit Antikonvulsiva oder Antidepressiva
   - Blasen- und Darmprobleme: Medikamente und Verhaltenstherapie
   - Ermüdung: Medikamente wie Amantadin oder Modafinil
   - Depression: Antidepressiva und psychologische Unterstützung
4. **Rehabilitation:**
   - Physiotherapie: Verbesserung von Mobilität, Kraft und Gleichgewicht.
   - Ergotherapie: Unterstützung der Alltagsaktivitäten
   - Logopädie: Behandlung von Sprech- und Schluckproblemen
5. **Lebensstil und unterstützende Maßnahmen:** Hierzu gehören gesunde und abwechslungsreiche Ernährung, regelmäßige Bewegung, Entspannung und psychologische Unterstützung.
6. **Experimentelle und zusätzliche Therapien:** Einige Patienten erwägen Zusatztherapien wie Akupunktur und Naturheilverfahren, wobei diese oft begleitend zur schulmedizinischen Therapie genutzt werden.

Die Wahl der Therapie hängt von vielen Faktoren ab, darunter der spezifische Krankheitsverlauf, das Vorliegen von Begleiterkrankungen und die individuellen Wünsche der Patienten. Darüber hinaus spielt auch das **Alter des Patienten** eine große Rolle. Je älter der Patient mit MS ist, umso schwächer ist dessen Immunsystem. Daher ist im Alter Vorsicht geboten mit Medikamenten, die das körpereigene Immunsystem zu stark abbremsen (Basistherapeutika, s. oben). Hier drohen das Auftreten von plötzlichen Begleiterkrankungen sowie eine gesteigerte Infektanfälligkeit. Daher setzen richtigerweise viele Neurologen die Dosierung von Präparaten dieser Medikamentengruppen herunter oder diese ggf. ganz ab, da erhebliche Nebenwirkungen und auch Wechselwirkungen mit anderen Medikamenten entstehen können. Gleichzeitig muss jedoch ein zu stark aktiviertes Immunsystem heruntergefahren werden.

3.4.3 Implantat-Akupunktur

Bei dieser Methode werden Mini-Implantate an feine Äste von Ausläufern von Hirnnerven im Bereich des äußeren Ohres gesetzt, um die vermehrte Freisetzung von Botenstoffen innerhalb des ZNS anzuregen. Bei MS können insbesondere die Botenstoffe **Dopamin** und **Endorphine** die Krankheitsaktivität und Entzündungsreaktionen innerhalb des ZNS reduzieren (◘ Abb. 3.9). Darüber hinaus wird bei MS auch die **Immunsystem-Zone** am Ohr untersucht, um ggf. dort Mini-Implantate für die Regulierung des überschießenden Immunsystems einzusetzen (◘ Abb. 3.10).

Der wesentliche Unterschied zur klassischen Körperakupunktur liegt darin, dass diese Mini-Implantate permanent an zentralen Nervenfasern verweilen. Hier-

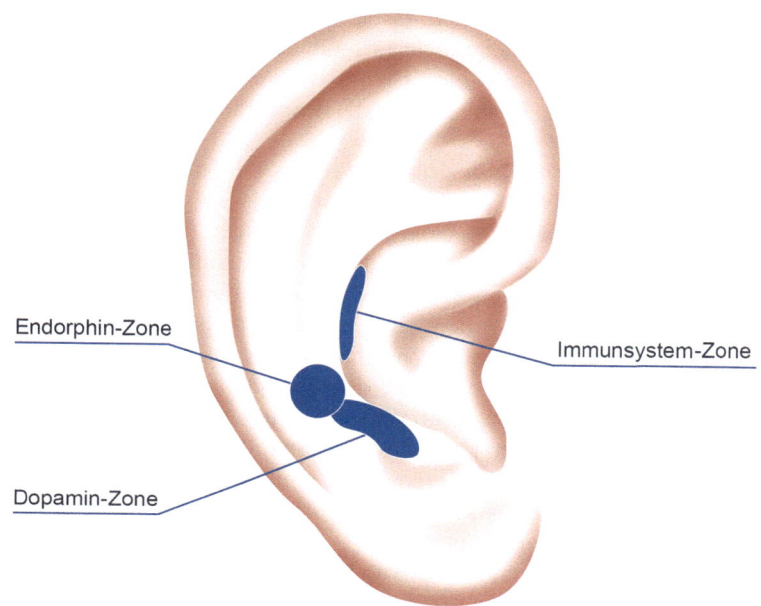

Abb. 3.9 Relevante Zonen für die Implantat-Akupunktur bei Multipler Sklerose (MS)

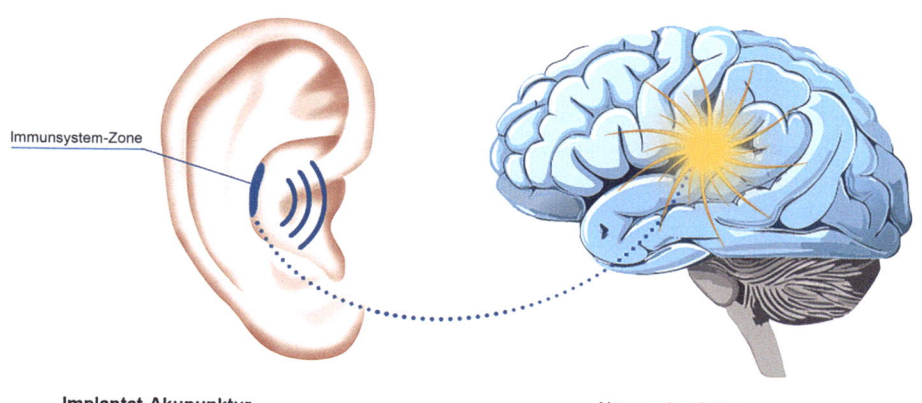

Abb. 3.10 Immunsystem-Zone für die Implantat-Akupunktur und Neurostimulation bei Multipler Sklerose (MS)

durch kann eine **längere, stärkere und nachhaltigere Anregung von Botenstoffen** erreicht werden als mit klassischen Akupunkturverfahren.

Zum Einsatz kommen entweder Titan-Implantate aus medizinischem **Rein-Titan** (Implax®), die vom Material her identisch mit Titan-Implantaten bei Knie- und Hüftprothesen sind. Andererseits können auch resorbierbare (selbstauflösende) Implantate eingesetzt werden. Diese werden als Templantate (Templax®) bezeichnet und bestehen aus einer **Milchsäure-Glukose-Verbindung**. Bei dieser Verbindung handelt es sich um eine biologisch abbaubare Substanz, die aus einem für medizinische Zwecke zertifizierten Granulat (Resomer) hergestellt wird (s. auch ▶ Kap. 2).

Alle Implantate können **nahezu risikolos** für MS-Patienten unter der Haut des äußeren Ohres eingesetzt werden. Bei den mehr als 150.000 eingesetzten Implantaten in Deutschland traten bislang keine Blutungen, keine Infektionen und auch keine Knorpelschäden an den Ohren auf. Alle Patienten können am gleichen Tag duschen oder Haare waschen. Die Implantate sind so klein, dass sie vom Patienten weder gespürt noch von außen sichtbar sind. Eine Narkose oder Betäubung ist nicht nötig, da die Implantate aufgrund ihres geringen Durchmessers von nur 0,78 mm nahezu schmerzfrei eingesetzt werden können.

Vom Grundprinzip her entspricht die Implantat-Akupunktur einer Neurostimulation. Durch den gezielten Kontakt der Implantate mit Ästen des ZNS über das äußere Ohr entstehen Aktionspotenziale (Impulse), die für die Ausschüttung **körpereigener Botenstoffe** (Dopamin und Endorphine) verantwortlich seien können. Hierdurch können Entzündungsprozesse im Körper reduziert und die Krankheitsaktivität der MS abgebremst werden. Das Freisetzen körpereigener Botenstoffe innerhalb des ZNS hat einen regulierenden Einfluss auf das ZNS und das vegetative Nervensystem. Die Implantate können auch die ungünstige Cortisol-Freisetzung im Körper reduzieren, die für Stressreaktionen im Körper verantwortlich sind. Dennoch kann ein Behandlungserfolg nicht mit Sicherheit immer erwartet werden.

> **Ziele einer Implantat-Akupunktur bei MS**
> — Unterdrückung der chronischen Entzündung im Körper
> — Herstellung eines immunologischen Gleichgewichts
> — Reduzierung der Stressreaktionen im Körper
> — Verringerung der Krankheitsaktivität

Multiple Sklerose ist leider bis heute nicht heilbar, aber der Verlauf der Erkrankung kann durch eine **Implantat-Akupunktur** günstig beeinflusst werden. Die Erfahrung und die bisherigen Ergebnisse mit dieser Methode zeigen, dass ein Stillstand und in einigen Fällen ein Rückgang der Symptomatik auch bei Patienten zu verzeichnen waren, die schon seit vielen Jahren unter MS litten. Dennoch wird empfohlen die Behandlung früher aufzunehmen.

Darüber hinaus war festzustellen, dass nicht nur die motorischen und sensiblen Störungen gebessert werden konnten, sondern sich auch psychische, mentale und kognitive Prozesse verbesserten. So gaben über 80 % aller MS-Patienten 2 Monate nach der Behandlung an, dass sie sich vitaler und aktiver fühlten und insgesamt über eine **verbesserte Grundstimmung** verfügten als vor der Behandlung. Dieses Phänomen kann über die Freisetzung von Dopamin zu erklären sein, da der Botenstoff Dopamin Motivation, Antrieb und Aufmerksamkeit reguliert.

- **Zusammenfassung**

Implantat-Akupunktur wird seit wenigen Jahren bei Multipler Sklerose angewendet. Hierbei werden entweder Mini-Implantate aus medizinischem Rein-Titan oder selbstauflösende Implantate in einen bestimmten Bereich des äußeren Ohres eingesetzt. Dadurch können Neurotransmitter und Botenstoffe innerhalb des ZNS freigesetzt werden, die die Krankheitsaktivität und Entzündungsreaktionen im Körper reduzieren können.

Die Methode ist risikoarm und frei von Wechselwirkungen mit anderen Erkrankungen bzw. Medikamenten. Die Implantate sind weder sicht- noch spürbar, da sie einen Durchmesser von nur 0,78 mm aufweisen.

3.5 Demenz und Morbus Alzheimer

Implantat-Akupunktur wird seit wenigen Jahren bei Demenz und Morbus Alzheimer eingesetzt. Hierbei handelt es sich um ein nicht-medikamentöses Verfahren aus dem Bereich der Neurostimulation. Mini-Implantate aus medizinischem Rein-Titan werden dauerhaft unter der Haut des äußeren Ohres eingesetzt. Hierdurch können körpereigene Botenstoffe freigesetzt werden, die die Signalübertragung von Nervenzellen innerhalb des Gehirns verbessern. Je früher die Behandlung einsetzt, desto größer sind die Erfolgschancen.

3.5.1 Ursachen und Formen

Eine Demenzerkrankung verändert das Leben grundlegend. Auf die erkrankte Person und ihrer Familie kommen erhebliche **Herausforderungen** zu. In Deutschland leben bereits heute ca. 1,8 Mio. Menschen über 65 Jahren mit Demenz oder Morbus Alzheimer. Aufgrund der fortlaufenden Alterung der Gesellschaft wird die Anzahl der Betroffenen weiter ansteigen. Im Jahre 2025 waren bereits 20 % der über 85-Jährigen an Demenz erkrankt.

Die **pharmazeutische Industrie** kann bis heute kein einziges Medikament gegen Demenz oder Morbus Alzheimer bereitstellen, die die Erkrankung rückläufig gestalten kann. Der Antikörper „Lecanemab", der gerade von der Europäischen Kommission zugelassen wurde, kann nur in den Anfangsstadien der Erkrankung einigen wenigen Betroffene kurzfristig helfen. Menschen mit fortgeschrittener Alzheimer-Erkrankung oder anderen Formen einer Demenz konnte langfristig nicht geholfen werden. Selbst diejenigen Patienten, die diese Medikamente regelmäßig eingenommen haben, wurden im Laufe der Zeit hilfe- und pflegebedürftig.

Demenz ist eine fortschreitende Erkrankung des Gehirns, die dazu führt, dass kognitive, emotionale und soziale Fähigkeiten im Laufe der Zeit stark zurückgehen. Demenz als Oberbegriff umfasst eine Reihe von Erkrankungen, die in vaskuläre und neurodegenerative Demenzen eingeteilt werden können (Förstl 2011).

Vaskuläre Demenzen basieren auf **Erkrankungen der Blutgefäße** im Gehirn, die durch unterschiedliche zerebrale Durchblutungsstörungen des Gehirns gekennzeichnet sind, z. B. durch Multiinfarktsyndrome, konfluierende Marklager-

Abb. 3.11 Gehirn

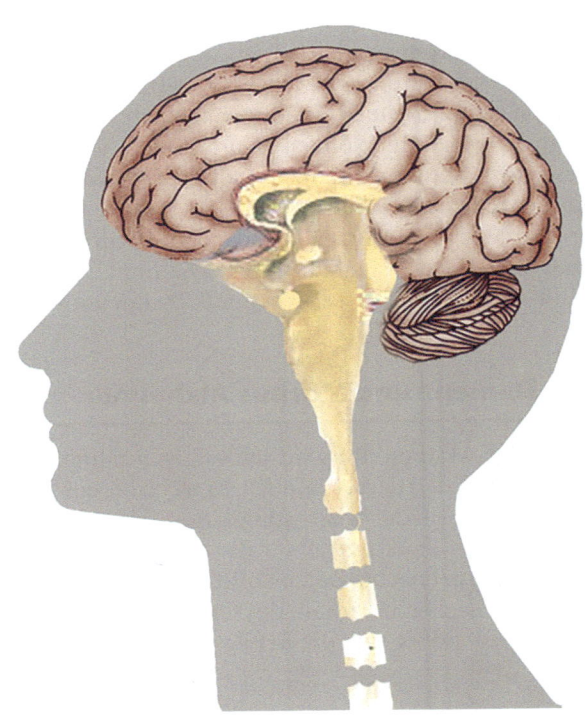

veränderungen vom Typ der subkortikalen vaskulären Enzephalopathie (Funktionsstörung) sowie physiologisch bedingte Alterungsprozesse der Gefäße im Gehirn (**Abb. 3.11**).

Bei neurodegenerativen Demenzen kommt es zu einem schrittweisen **Abbau von Nervenzellen** und deren Verbindungen innerhalb des Gehirns. Dies führt zu einem kontinuierlichen und irreversiblen Rückgang der geistigen Fähigkeiten und Funktionen. Die bekannteste und häufigste Form ist der Morbus Alzheimer.

Allen Demenzformen gemeinsam sind Störungen der geistigen (kognitiven) Prozesse, die das Denken, Verstehen, Lernen und Erinnern ermöglichen. Diese Funktionen umfassen eine Vielzahl von mentalen Fähigkeiten, die für das tägliche Leben und die Interaktion mit der Umwelt notwendig sind. Zu den wichtigsten (kognitiven) Funktionen gehören:

1. **Gedächtnis:** die Fähigkeit, Informationen zu speichern und abzurufen
2. **Aufmerksamkeit:** die Fähigkeit, sich auf bestimmte Reize oder Aufgaben zu konzentrieren und Ablenkungen zu ignorieren
3. **Sprache:** die Fähigkeit, Sprache zu verstehen und zu produzieren, einschließlich Sprechen, Lesen und Schreiben
4. **Exekutive (ausführende) Funktionen:** Fähigkeiten wie Planung, Problemlösung, Entscheidungsfindung und das Steuern von Handlungen

5. **Wahrnehmung:** die Fähigkeit, Sinnesreize zu interpretieren und zu verarbeiten, z. B. das Erkennen von Gesichtern oder Objekten
6. **Denken und logisches Schlussfolgern:** die Fähigkeit, Informationen zu verarbeiten, zu analysieren und logisch zu kombinieren, um zu einer Schlussfolgerung zu gelangen

Sehr häufig steht am Anfang einer Demenzerkrankung die nachlassende Fähigkeit des **Speicherns von Informationen.** Hierbei ist vor allem das Kurzzeitgedächtnis in seiner Funktion erheblich beeinträchtigt. Die Betroffenen können neue Information oder aktuelle Nachrichten nicht mehr ausreichend speichern und wiedergeben. Diese nachlassende Fähigkeit wird von den Betroffenen häufig unterbewertet und von Lebenspartnern und Angehörigen zunächst nicht richtungsweisend wahrgenommen. Mit der Zeit fällt es den Betroffenen jedoch immer schwerer, Alltagstätigkeiten fehlerfrei zu verrichten, die seit Jahrzehnten routiniert durchgeführt wurden.

Die Fähigkeit des Speicherns von aktuellen Informationen lässt mit dem Alter immer nach. Ein langsam mit den Jahren nachlassendes **Kurzzeitgedächtnis** ist daher normal und nicht ungewöhnlich. Wenn aber die Merkfähigkeit, das Urteilsvermögen und die Orientierung in kurzer Zeit sehr stark nachlassen, liegt zumindest ein Verdacht auf Demenz nahe und muss untersucht werden.

In der Frühphase der Erkrankung können die typischen Demenzveränderungen (z. B. Abnahme des Hirnvolumens am medialen Temporallappen) mithilfe bildgebender Verfahren wie Magnetresonanztomografie (MRT) nicht immer dargestellt werden. Daher sollten zunächst **spezialisierte Testverfahren** durchgeführt werden, z. B. der Mini-Mental-Status-Test (MMST) oder der Uhrentest nach Shulman.

Auf biochemischem Weg wird der Botenstoff **Acetylcholin** nicht mehr in ausreichender Menge produziert und freigesetzt. Diese Fehlregulation geschieht schon weit vor dem Auftreten erster demenzieller Symptome. Acetylcholin ist ein wichtiger Botenstoff, der Signale und Informationen zwischen den Nervenzellen innerhalb des ZNS steuert. Eine von mehreren Ursachen für die verminderte Produktion ist hierbei, dass die Aktivität des Enzyms Cholinacetyltransferase im Nucleus basalis (Basalganglien) vermindert ist. Der resultierende Mangel an Acetylcholin führt dann zu erheblichen Störungen bestimmter Prozesse wie Gedächtnisbildung, Aufmerksamkeit und Lernen (◘ Abb. 3.12).

3.5.2 Implantat-Akupunktur

Seit wenigen Jahren besteht die Möglichkeit, bei Demenz **Mini-Implantate** an definierte Punkte und Zonen des äußeren Ohres zu setzen. Über den Kontakt der Implantate mit Ausläufern von Ästen des ZNS kommt es zu einer Aktivierung zugeordneter Hirnregionen, die für die Ausschüttung **körpereigener Botenstoffe** verantwortlich sind. Durch diese Impulsübertragung können bestimmte Botenstoffe wie Dopamin oder Acetylcholin innerhalb des ZNS freigesetzt werden.

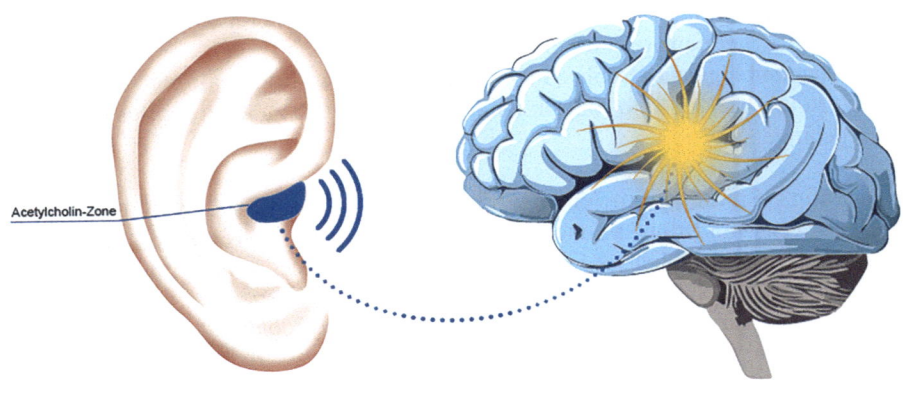

◘ Abb. 3.12 Acetylcholin-Zone für die Implantat-Akupunktur und Neurostimulation bei Demenz und Morbus Alzheimer

Hierdurch könnte das Fortschreiten der Erkrankung aufgehalten werden. Das Freisetzen körpereigener Botenstoffe innerhalb des ZNS hat einen regulierenden Einfluss auf das vegetative und zentrale Nervensystem (ZNS). Die Implantate können auch die ungünstige Cortisol-Freisetzung im Körper reduzieren, die für Stressreaktionen im Organismus verantwortlich sind.

> **Ziele einer Implantat-Akupunktur bei Demenz**
> — Aufhalten des Fortschreitens der Erkrankung
> — Verbesserung der Stimmungslage
> — Einsatz als Demenzprophylaxe
> — Verbesserung der Lebensqualität

▪▪ Studienergebnisse

In einer **Pilotstudie** wurden 32 Patienten untersucht, die sich alle in der Frühphase einer Demenzerkrankung befanden (MMST 20 Punkte). Alle diese Patienten durften über 3 Jahre keine synthetischen Demenzwirkstoffe einnehmen und stimmten einer Behandlung mit Implantat-Akupunktur zu. Hierbei wurden Implantate aus medizinischem Rein-Titan verwendet (s. auch ▶ Kap. 2). Die exakten Punkte und Lokalisationen am Ohr wurden durch ein Widerstandsmessgerät an definierte Zonen des äußeren Ohres ermittelt (◘ Abb. 3.13).

Folgende **Hauptzielparameter** wurden in dieser Untersuchung erfasst:
1. Veränderungen des MMST
2. Veränderungen des Uhrentests nach Shulman
3. Subjektive Stimmungsabfrage über die Zeit

3.5 · Demenz und Morbus Alzheimer

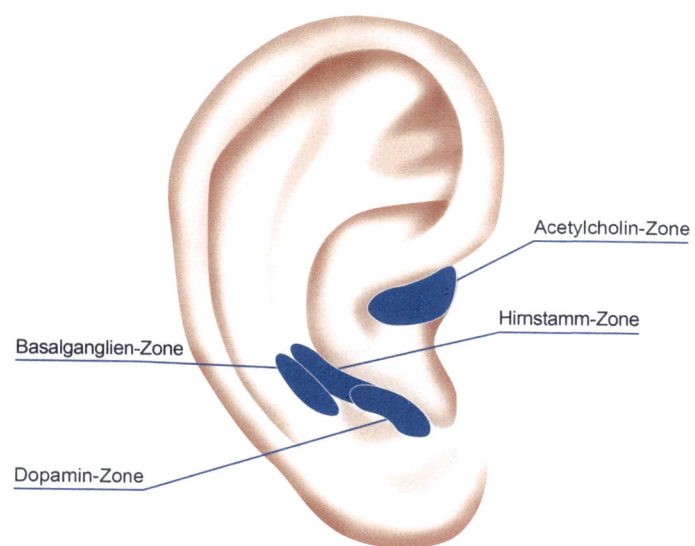

Abb. 3.13 Relevante Zonen für die Implantat-Akupunktur bei Demenz und Morbus Alzheimer

Alle Patienten wurden über 3 Jahre im Abstand von jeweils 6 Monaten nach der Behandlung angerufen, um regelmäßig die oben genannten Zielparameter zu erfassen. Zudem wurde die **Stimmung** (subjektiv: „besser", „schlechter" oder „gleich") von den Patienten selbst oder durch die Angehörigen bewertet.

Der **MMST** ist ein Fragen- und Aufgabentest, mit dem schon in der Frühphase einer Demenzerkrankung relevante Kriterien wie Merkfähigkeit, Erinnern, Aufmerksamkeit und Orientierung erfasst werden können. Dieser Test hat eine hohe Aussagekraft und ist das meistgenutzte Verfahren, um kognitive Defizite und Leistungseinbußen zu diagnostizieren. Gerade bei Verdacht auf Demenz bzw. in der Frühphase einer Demenzerkrankung wird er am häufigsten als Erst- und auch als Verlaufstest angewendet.

Der **Uhrentest nach Shulman** gehört zur Gruppe der psychometrischen Tests und wird ebenfalls in der Früherkennung einer Demenzerkrankung eingesetzt. Hierbei wird der Patient gebeten, das Ziffernblatt einer analogen Uhr aufzumalen (1 Uhr bis 12 Uhr) und die Uhrzeit 11 Uhr und 10 min einzuzeichnen. Mit diesem Test werden die Gedächtnisleistung und die Raumwahrnehmung des Probanden untersucht. Der Uhrentest nach Shulman ermöglicht dadurch gerade am Anfang der Erkrankung Rückschlüsse auf demenzielle Veränderungen.

Insgesamt wurden für diese Untersuchung 638 Titan-Implantate verwendet. Dies entspricht ca. **20 Implantaten pro Patienten**. Die meisten Implantate wurden hierbei in die Zone der Basalganglien und des Stammhirns gesetzt.

Bei allen 32 Teilnehmern der Untersuchung wurden keine Nebenwirkungen oder Wechselwirkungen mit anderen Erkrankungen durch die Implantate festgestellt. Es wurden auch keine Verletzungen oder Irritationen am Ohr wie Blutungen oder Infektionen registriert. Die Methode der Implantat-Akupunktur (Neurostimulation) gilt als risikoarm (Abb. 3.14).

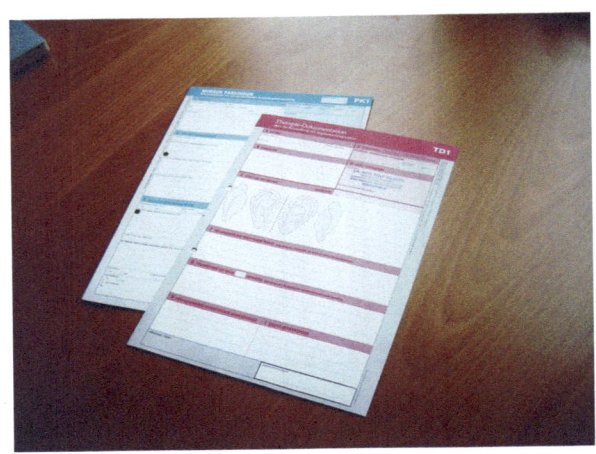

Abb. 3.14 Studiendokumentation

Im **Gesamtergebnis** verschlechterte sich das Ergebnis des MMST 36 Monate nach der Implantation nicht signifikant, sodass im Wesentlichen das gute Ausgangsergebnis auch 3 Jahre nach der Neurostimulation bestätigt werden konnte. Auch beim Vergleich der Uhrentests nach Shulman zeigten sich 36 Monate nach Beginn der Untersuchung keine signifikanten Veränderungen im Vergleich zu den Ausgangswertungen.

Besonders auffällig und prägnant war der Faktor der **Stimmung**: Hier wurde schon bei der ersten Befragung (6 Monate nach der Implantation) eine zum Teil deutliche Verbesserung der Grundstimmung festgestellt. Diese positive Entwicklung konnte über den gesamten Zeitraum der Untersuchung über 36 Monate hinweg bestätigt werden. Die Patienten und deren Angehörige schilderten sehr häufig eine Steigerung von Vitalität und Antrieb sowie auch ein gestärktes Selbstvertrauen bei der Verrichtung von Alltagsaktivitäten. Drei Jahre nach der Implantation gaben ca. 75 % der Studienteilnehmer an, dass ihre Stimmung als „besser" oder „gleich gut" im Vergleich zum Zustand vor der Behandlung einzustufen sei.

Als Fazit dieser Untersuchung sollte sich der Fokus bei demenziellen Erkrankungen auf Menschen mit **leichten kognitiven Störungen oder beginnender Demenz** konzentrieren. Voraussetzung dafür ist, dass eine Behandlung möglichst frühzeitig durchgeführt werden kann. Unter Umständen kann eine Implantat-Akupunktur auch zu einer **Demenzprophylaxe** beitragen, wenn z. B. Demenzerkrankungen in der eigenen Familie bekannt sind. Diese Untersuchung (Pilotstudie) wurde ohne Kontrollgruppe durchgeführt, daher sollten in der Zukunft randomisierte und kontrollierte Studien durchgeführt werden, um diese Ergebnisse zu bestätigen. Ein Behandlungserfolg kann nicht mit Sicherheit immer erwartet werden.

- **Zusammenfassung**

Aufgrund einer immer höheren Lebenserwartung in unserer Gesellschaft und aufgrund steigender psychischer und emotionaler Stressreaktionen in Freizeit und Beruf, ist es überaus wichtig, dass die Symptome und die Erkrankung einer Demenz frühzeitig erkannt und rechtzeitig behandelt werden.

Die vorliegenden Ergebnisse können ein Hinweis darauf sein, dass durch das Setzen von Titan-Implantaten oder selbstauflösenden Mini-Implantaten das Fortschreiten einer Demenz gerade in der frühen Phase der Erkrankung aufgehalten werden kann. Daher könnte Implantat-Akupunktur auch als Demenzprophylaxe eingesetzt werden. Insbesondere Menschen, deren Angehörige unter Demenz leiden, könnten von diesem nicht-medikamentösen Verfahren profitieren.

Darüber hinaus ist bekannt, dass demenzielle Erkrankungen sehr häufig mit **Depressionen** einhergehen. Daher ist es wichtig, darauf hinzuweisen, dass mit diesem Verfahren insbesondere auch die Stimmung nachhaltig verbessert werden konnte. Diese Beobachtungen wurden bereits bei Patienten mit Morbus Parkinson und bei Patienten mit dem Restless-Legs-Syndroms gemacht.

Die Methode ist risikoarm und frei von Wechselwirkungen mit anderen Erkrankungen bzw. Medikamenten. Die Implantate sind weder sicht- noch spürbar, da sie einen Durchmesser von nur 0,78 mm aufweisen.

3.6 Polyneuropathie

EinePolyneuropathie kann mit Implantat-Akupunktur behandelt werden, auch wenn die Ursachen für diese Erkrankung nicht bekannt sind. Bei diesem Verfahren werden Mini-Implantate aus medizinischem Rein-Titan oder selbstauflösende Implantate an zentrale Nervenfasern gesetzt, um die Freisetzung körpereigener Botenstoffe (vor allem von Endorphinen) innerhalb des ZNS anzuregen. Hierdurch können die typischen Symptome der Polyneuropathie reduziert, die Lebensqualität verbessert und ggf. auch die Medikation verringert werden.

3.6.1 Symtome und Ursachen

Unter einer Polyneuropathie versteht man eine Funktionsstörung des peripheren Nervensystems. Hierdurch können eine Fülle unterschiedlicher **Symptome** ausgelöst werden:
- Sensibilitätsstörungen der Haut auf Druck, Berührung, Kälte- und Wärmempfindung
- Störung der Schmerzwahrnehmung, die verstärkt oder vermindert sein kann
- Störungen des Bewegungssystems:
  - Gleichgewichtstörungen
  - Störung der Feinabstimmung der Bewegung
- Störung des vegetativen Nervensystems:
  - veränderte Sekretion der Schweißdrüsen
  - veränderte Durchblutung der Haut und Gewebe

Die Patienten registrieren diese Störungen vor allem an den Füßen und Unterschenkeln, u. a. können sich folgende Missempfindungen einstellen:
- Taubheitsgefühle
- Veränderte Berührungswahrnehmung
- Kribbeln und Ameisenlaufen
- Pelzigkeitsgefühle und dumpfes Ziehen

- Brennende Hitzegefühle
- Schmerzhafte Muskelkrämpfe
- Allgemeine Überempfindlichkeit
- „Klumpengefühl" der Füße
- Fehlwahrnehmungen von Kälte und Wärme

Viele dieser Symptome können mit einem **RLS** verwechselt werden (s. auch ▶ Abschn. 3.2). Daher ist es wichtig möglichst frühzeitig eine exakte Diagnose zu stellen.

Die Erkrankung kann durch zahlreiche Risikofaktoren ausgelöst und verstärkt werden. Andererseits findet man in mehr als der Hälfte aller Fälle keine erklärenden Ursachen für die Entstehung der Symptome.

Mögliche Ursachen und Risikofaktoren, die an der Entstehung einer Polyneuropathie beteiligt sein können, sind folgende:
1. Stoffwechselstörungen:
    a. Diabetes mellitus
    b. Schilddrüsenunterfunktion
    c. Tumorbedingt:
        i. durch den Tumor selbst
        ii. durch die Chemotherapie
    d. Krankhafte Eiweißablagerungen:
        i. Amyloidose
        ii. Paraproteinämie
    e. Entzündungen oder Störungen des Immunsystems:
        i. durch Erreger: z. B. Borrelien, HIV (Humanes Immundefizienz-Virus), Herpesviren, Hepatitis
        ii. Autoimmunerkrankungen: Rheuma, Sarkoidose, Vaskulitis, mit Auftreten entzündlicher entzündliche Paraproteine
2. Impfungen
3. Hyposensibilisierungsbehandlung bei Allergie
4. Vergiftungen:
    a. Alkohol
    b. Medikamente: Antibiotika, Cholesterinsenker, Carbamazepin u. a.
    c. Haushalts-, Industrie- und Umweltgifte
5. Operationen:
    a. lösen Stressreaktionen aus
    b. verändern die Biochemie des Körpers
6. Chronischer mentaler Stress:
    a. deutlich erhöhte Cortisol-Spiegel im Blut
    b. deutlich erhöhte CRH-Werte (CRH = Corticotropin-Releasing-Hormon) im Blut
    c. Unterdrückung des Immunsystems
7. Mangelkrankheiten:
    a. Mangel an Vitamin B_1, Vitamin B_{12}, Vitamin E, Eisen
    b. Auszehrung: durch Tumorerkrankungen, einseitige Ernährung, Nahrungsmittelunverträglichkeit
8. Genetisch bedingte erbliche Polyneuropathie

In der Praxis zeigt sich häufig, dass nicht immer eine Ursache allein, sondern die **Summe mehrerer geringgradiger Risikofaktoren** ebenfalls eine Polyneuropathie auslösen können. Wenn also mehrere Risikofaktoren gleichzeitig über Jahre im Körper bestehen bleiben, erhöht sich demzufolge das Risiko für die Entstehung einer Polyneuropathie.

Andererseits wissen wir, dass nur etwa 50 % aller Patienten mit Diabetes mellitus in Deutschland im Laufe der Jahre eine Polyneuropathie entwickeln. Was schützt die übrigen 50 % der Betroffenen davor, eine Polyneuropathie zu entwickeln? Ist es der perfekt eingestellte Blutzucker (HBA1c-Wert)? Gibt es **schützende Gene**? Oder ist es ein unbekannter Faktor?

Darüber hinaus bleibt festzustellen, dass eine ursachenorientierte Therapie meist nicht ausreicht oder zu spät kommt, auch wenn die Grunderkrankungen lange zuvor ausreichend gut behandelt wurden. Schäden (wie ein morphologischer Schaden innerhalb der peripheren Nervenzellen) lassen sich nicht immer mit einer ursachorientierten Therapie beseitigen oder verbessern. Es bedarf weiterer und zusätzlicher Therapiemaßnahmen.

3.6.2 Klassifikation

Die häufigste Form der Polyneuropathie ist die an Füßen oder Händen distal (unten) beginnende, langsam fortschreitende **sensomotorische Polyneuropathie**. Bei diesen Patienten sind vor allem die Sensibilität, die Empfindungsfähigkeit und ggf. auch die Bewegungsfunktionen gestört.

Darüber hinaus gibt es drei Sonderformen der Polyneuropathie:
1. Guillain-Barré-Syndrom (GBS)
2. Chronisch inflammatorische demyelinisierende Polyneuropathie (CIDP)
3. Small-Fiber-Neuropathie (SFN)

Diese Sonderformen sind wesentlich seltener in der Praxis anzutreffen als die klassische oben beschriebene sensomotorische Polyneuropathie.

3.6.3 Implantat-Akupunktur

Bei dieser Methode werden Mini-Implantate in bestimmte Bereiche der Ohrmuschel gesetzt, um die vermehrte Freisetzung körpereigener Botenstoffe, insbesondere von **Endorphinen**, innerhalb des ZNS anzuregen. Diese Botenstoffe können Missempfindungen und Schmerzen an Beinen und Händen reduzieren, die durch die Polyneuropathie ausgelöst werden.

Hierbei werden entweder Mini-Implantate aus medizinischem Rein-Titan oder selbstauflösende Implantate eingesetzt (▶ Kap. 2). Diese Implantate werden an definierte Zonen der Ohrmuschel gesetzt (◘ Abb. 3.15). Dieses Verfahren entspricht einer **Neurostimulation**, durch die eine Freisetzung von Endorphinen innerhalb des ZNS ermöglicht werden kann.

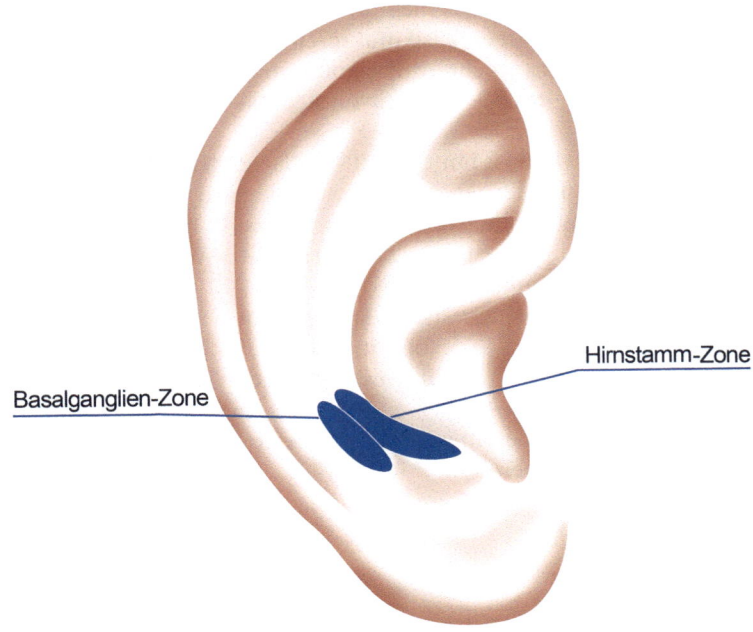

Abb. 3.15 Relevante Zonen für die Implantat-Akupunktur bei Polyneuropathie

Die Methode der Implantat-Akupunktur ist risikoarm. Es bestehen auch keine Wechselwirkungen mit anderen Erkrankungen oder Medikamenten. Das Risiko für Blutungen, Entzündungen oder Knorpelschäden am Ohr ist sehr gering.

Ziele einer Implantat-Akupunktur bei Polyneuropathie
— Reduzierung der Missempfindung
— Reduzierung der Schmerzwahrnehmung
— Verbesserung von Taubheitsgefühle
— Reduzierung der medikamentösen Therapie
— Verbesserung der Lebensqualität

Zusammenfassung

Eine Polyneuropathie kann mit Implantat-Akupunktur behandelt werden, auch wenn die Ursachen einer Polyneuropathie nicht bekannt sind. Hierbei werden entweder Mini-Implantate aus medizinischem Rein-Titan oder resorbierbare (selbstauflösende) Implantate verwendet. Durch die Implantate wird die Freisetzung körpereigener Neurotransmitter und Botenstoffe (z. B. von Endorphinen) innerhalb des ZNS angeregt, die die Missempfindungen, Schmerzen und Muskelkrämpfe reduzieren können.

Die Methode der Implantat-Akupunktur ist risikoarm und führt nicht zu Wechselwirkungen mit anderen Erkrankungen oder Medikamenten. Die Implantate sind weder sicht- noch spürbar, da sie einen Durchmesser von nur 0,78 mm aufweisen.

3.7 Neuralgien und neuropathischer Schmerz

Viele Neuralgien können mit Implantat-Akupunktur behandelt werden. Bei diesem Verfahren werden Mini-Implantate aus medizinischem Rein-Titan oder selbstauflösende Implantate an zentrale Nervenfasern gesetzt, um die Freisetzung körpereigener Botenstoffe (vor allem von Endorphinen und Dopamin) innerhalb des ZNS anzuregen. Hierdurch können Schmerzen, Missempfindungen und Stressreaktionen im Körper reduziert werden.

3.7.1 Klassifikation der Neuralgien

Eine Neuralgie (Nervenschmerz) beschreibt Schmerzen und Sensibilitätsstörungen, die zumeist dem Ausbreitungsgebiet bestimmter Nerven oder Nervengruppen entsprechen. Die Ursachen dieser Störungen sind entweder lokale Entzündungen (z. B. Herpes-Zoster-Neuralgie) oder Engpasssyndrome (z. B. Karpaltunnelsyndrom).

Eine Übersicht über **regional begrenzte Neuropathien** zeigt folgende Auflistung:
- Trigeminusneuralgie
- Post-Zoster-Neuralgie
- Interkostalneuralgie
- Karpaltunnelsyndrom
- Ulnarisrinnensyndrom
- Peroneuslähmung
- Neuropathie des seitlichen Oberschenkelhautnervs
- Bandscheibenvorfall
- Spinalkanalstenose
- Fazialisparese
- Mononeuritis (z. B. nach Infekten)

Alle diese Neuralgien können zu Schmerzen, Sensibilitätsstörungen und auch zu Muskelschwäche führen. Im Einzelfall muss zuvor geklärt werden, ob eine Implantat-Akupunktur das Krankheitsbild signifikant verbessern kann.

3.7.2 Implantat-Akupunktur

Bei einer Implantat-Akupunktur werden entweder Mini-Implantate aus medizinischem Rein-Titan oder selbstauflösende Implantate verwendet. Diese Implantate sind sehr klein (Durchmesser von 0,78 mm) und werden in bestimmte Bereiche

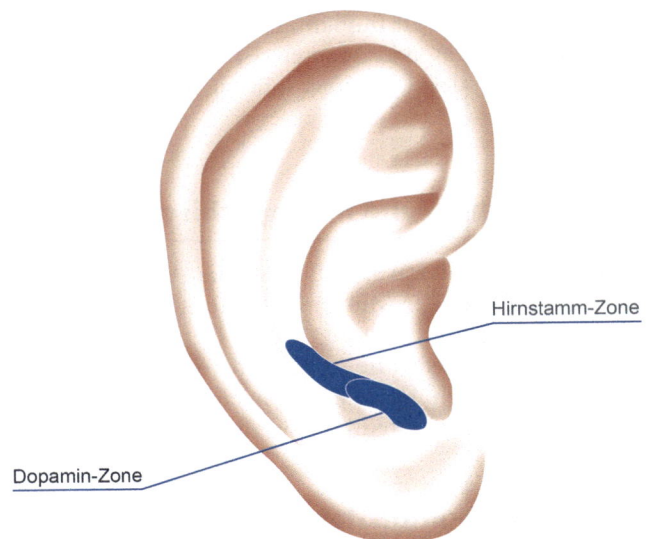

Abb. 3.16 Relevante Zonen für die Implantat-Akupunktur bei Neuralgie und neuropathischem Schmerz

unter die Haut der Ohrmuschel gesetzt. Sie regen die Freisetzung bestimmter körpereigener Botenstoffe im Gehirn an. Insbesondere durch **Dopamin** und **Endorphine** (Zone des Hirnstamms) können Schmerzen, Sensibilitätsstörungen und andere Neuralgiephänomene zum Teil erheblich reduziert werden.

In bestimmten Fällen können bei Neuralgien auch selbstauflösende (bioresorbierbare) Implantate verwendet werden. Diese Nadeln lösen sich nach Monaten wieder vollständig auf (▶ Kap. 2).

Alle diese Implantate werden am Ohr in die **Zone des Hirnstamms** (Freisetzung von Endorphinen) und in die **Dopamin-Zone** gesetzt (◘ Abb. 3.16). Die Implantate sind von außen nicht zu sehen und werden von den Patienten nach wenigen Stunden nicht mehr wahrgenommen.

Das Freisetzen von **Dopamin** innerhalb des ZNS kann auch zu einer Verbesserung des Wohlbefindens und der Stimmung beitragen.

Die Methode ist ein **sicheres Verfahren** und gilt als risikoarm. Es bestehen auch keine Wechselwirkungen mit anderen Erkrankungen oder Medikamenten. Das Risiko für Blutungen, Entzündungen oder Knorpelschäden am Ohr ist sehr gering.

Ziele einer Implantat-Akupunktur bei Neuralgien
- Signifikante Reduzierung von Schmerzen und Missempfindungen
- Reduzierung der Stressreaktionen im Körper
- Reduzierung der medikamentösen Therapie
- Verbesserung der Lebensqualität

3.8 · Kopfschmerzen und Migräne

- **Zusammenfassung**

Neuralgien und neuropathische Schmerzen können mit Implantat-Akupunktur behandelt werden. Hierbei werden Implantate aus medizinischem Rein-Titan oder selbstauflösende (bioresorbierbare) Implantate verwendet. Diese Mini-Implantate werden an definierte Zonen der Ohrmuschel gesetzt. Hierdurch kann es zu einer vermehrten Freisetzung körpereigener Botenstoffe, insbesondere von Dopamin und Endorphinen kommen. Diese können Schmerzen, Sensibilitätseinschränkungen und muskuläre Störungen zum Teil erheblich verbessern.

Die Methode ist risikoarm und frei von Wechselwirkungen mit anderen Erkrankungen oder Medikamenten. Die Implantate sind weder sicht- noch spürbar, da sie einen Durchmesser von nur 0,78 mm aufweisen.

3.8 Kopfschmerzen und Migräne

ChronischeSpannungskopfschmerzen und Migräne können sehr gut und erfolgreich mit einer Implantat-Akupunktur behandelt werden. Bei diesem Verfahren werden Mini-Implantate aus medizinischem Rein-Titan oder selbstauflösende (bioresorbierbare) Implantate in bestimmte Bereiche des Ohres gesetzt, um die Freisetzung körpereigener Botenstoffe (von Endorphinen und Dopamin) innerhalb des ZNS anzuregen. Dieses Verfahren entspricht einer Neurostimulation, daher erfolgt die Therapie in nur einer Sitzung. Die Methode ist risikoarm und frei von Wechselwirkungen mit anderen Erkrankungen oder Medikamenten.

3.8.1 Formen und Ursachen

Chronische Spannungskopfschmerzen und Migräne sind Volkskrankheiten und führen sehr häufig zu einem erheblichen **Leidensdruck**. Die genauen Ursachen dieser Erkrankungen können nicht immer eindeutig ermittelt werden.

Migräne entsteht durch ein Zusammenspiel von genetischen Faktoren und dem Ungleichgewicht an Botenstoffen innerhalb des ZNS, einer überempfindlichen Nervenleitung sowie auch umweltbedingten Triggerfaktoren.

Ein zentrales Element bei Migräne spielt der Botenstoff **Serotonin**. Bei einem Migräneanfall sinkt der Serotoninspiegel sehr schnell, wodurch sich die Blutgefäße im Gehirn erweitern und Entzündungen begünstigt werden. Auch andere Botenstoffe wie Dopamin und Glutamat sind an der Entstehung einer Migräne beteiligt.

Bei einem Migräneanfall werden verschiedene Entzündungsstoffe freigesetzt, darunter z. B. **Neuropeptide**, wie das Calcitonin Gene-Related Peptide (CGRP). Diese Eiweiße führen zu einer erhöhten Schmerzempfindlichkeit, sodass Migräneanfälle schnell ausgelöst werden können (Göbel 2025).

Migräne kann auch durch verschiedene **Trigger** ausgelöst werden. Zu den häufigsten gehören folgende:
- Stress und Erschöpfung
- Schlafmangel oder zu viel Schlaf
- Bestimmte Nahrungsmittel (z. B. Käse, Schokolade, Rotwein)

- Wetteränderungen
- Sensorische Reize (grelles Licht, laute Geräusche)
- Koffein und Alkohol

Spannungskopfschmerzen sind die häufigste Form von Kopfschmerzen und treten oft als drückender oder ziehender Schmerz auf, der auf beiden Seiten des Kopfes spürbar ist. Sie können gelegentlich (episodisch) oder chronisch (lang andauernd) auftreten. Die folgenden Faktoren sind ursächlich beteiligt:
- Muskuläre Verspannungen
- Chronischer Stress
- Schlafmangel
- Falsche Körperhaltung
- Augenbelastung
- Kieferprobleme
- Mangel an Flüssigkeitszufuhr
- Ernährung

Sollten die Spannungskopfschmerzen sehr häufig auftreten und sehr schmerzhaft sein, muss eine fachärztliche Abklärung erfolgen, um andere Ursachen für den Kopfschmerz auszuschließen.

3.8.2 Implantat-Akupunktur

Falls alle therapeutischen Maßnahmen versagt haben und auch mit einer klassischen Akupunktur keine positiven Ergebnisse erzielt werden konnten, kann eine Implantat-Akupunktur (**Neurostimulation**) in Erwägung gezogen werden.

Hierbei werden Mini-Implantate aus medizinischem Rein-Titan oder selbstauflösende Implantate in bestimmte Bereiche der Ohrmuschel eingesetzt, um die vermehrte Freisetzung körpereigener Botenstoffe wie von **Endorphinen** innerhalb des ZNS anzuregen (Abb. 3.17). Endorphine bremsen den typischen Migräne- und Spannungskopfschmerz erheblich und können somit in kurzer Zeit zu einer deutlichen Schmerzerleichterung beitragen. Zusätzlich sollten auch die **Serotonin-** und die **Dopamin-Zone** mituntersucht und ggf. ebenfalls stimuliert werden (Abb. 3.18).

> **Ziele einer Implantat-Akupunktur bei Migräne und Spannungskopfschmerzen**
> - Signifikante Reduzierung der Kopfschmerzen
> - Reduzierung der medikamentösen Therapie
> - Signifikante Verbesserung der Lebensqualität

Dieses Verfahren ist risikoarm in der Anwendung und wird seit Jahren gerade bei allen Formen von Kopfschmerzen angewendet.

3.8 · Kopfschmerzen und Migräne

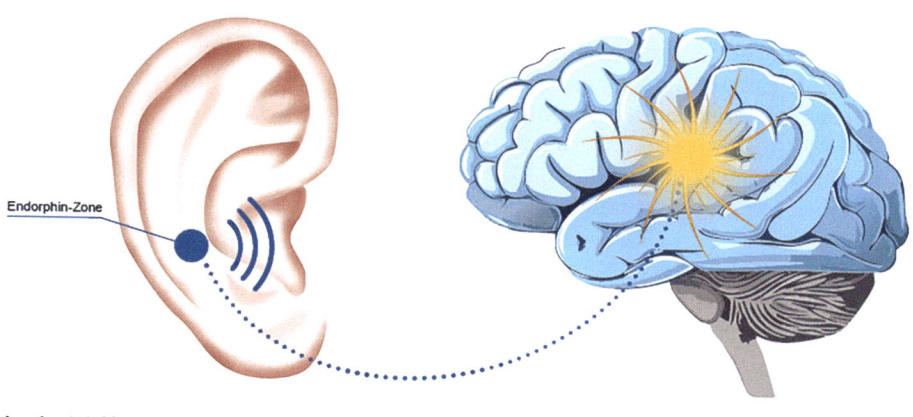

Implantat-Akupunktur **Neurostimulation**

Abb. 3.17 Endorphin-Zone für die Implantat-Akupunktur und Neurostimulation bei Migräne und Kopfschmerzen

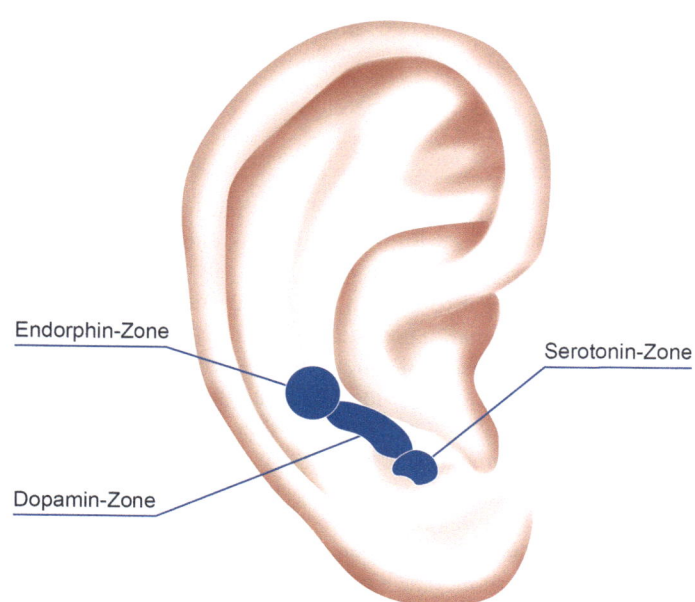

Abb. 3.18 Relevante Zonen für die Implantat-Akupunktur bei Migräne und Spannungskopfschmerzen

Zusammenfassung

Bei Migräne und chronischen Spanungskopfschmerzen kann eine Implantat-Akupunktur erfolgreich angewendet werden. Bei diesem Verfahren werden entweder Mini-Implantate aus medizinischem Rein-Titan oder selbstauflösende Implantate eingesetzt. Diese Implantate werden an definierte Punkte und Zonen der

Ohrmuschel gesetzt. Hierdurch kann es zu einer vermehrten Freisetzung körpereigener Botenstoffe kommen, insbesondere von Endorphinen. Diese können Schmerzen, Entzündungen und muskuläre Verspannungen reduzieren und eine natürliche Selbstregulation der Botenstoffe wiederherstellen.

Die Methode ist risikoarm und frei von Wechselwirkungen mit anderen Erkrankungen oder Medikamenten. Die Implantate sind weder sicht- noch spürbar, da sie einen Durchmesser von nur 0,78 mm aufweisen.

3.9 Chronische Rückenscherzen

Akupunktur und Implantat-Akupunktur können grundsätzlich bei chronischen Rückenschmerzen erfolgreich angewendet werden. Bei der Implantat-Akupunktur werden entweder Mini-Implantate aus medizinischem Rein-Titan oder selbstauflösende Implantate an definierte Punkte und Zonen des äußeren Ohres gesetzt, um die Freisetzung körpereigener Botenstoffe (vor allem von Endorphinen und Dopamin) innerhalb des ZNS anzuregen. Dieses Verfahren entspricht einer Neurostimulation, daher erfolgt die Therapie in nur einer Sitzung. Implantat-Akupunktur ist risikoarm und frei von Wechselwirkungen mit anderen Erkrankungen oder Medikamenten.

3.9.1 Ursachen

Chronische Rückenschmerzen können viele Ursachen haben, die oft miteinander verbunden sind. Sie lassen sich grob in **mechanische, entzündliche, neuropathische** und **psychosoziale** Faktoren unterteilen .

Fast immer kommt es bei chronischen Rückenschmerzen zu **muskulären Dysbalancen mit deutlichen Verspannungen**, die die ursächlichen Schmerzen noch weiter verschlimmern. Die genauen Ursachen chronischer Rückenschmerzen lassen sich nicht immer eindeutig klären, da sie häufig das Ergebnis eines komplexen Zusammenspiels von physischen, psychischen und sozialen Einflussfaktoren sind.

Bei einigen Patienten lässt sich eine klare körperliche Ursache identifizieren, z. B. bei einem **Bandscheibenvorfall** oder einer **Spinalkanalstenose**. Sehr häufig findet man in der täglichen Praxis auch erhebliche **muskuläre Verspannungen** in der statisch arbeitenden Muskulatur wie der Nacken- und Lendenmuskulatur (Muskelhartspann). Dies führt sehr schnell zu einer Überlastung der Muskulatur mit resultierendem Blut- und Sauerstoffmangel im Muskelgewebe (◘ Abb. 3.19).

Wirbel, Bandscheiben und angespannte Muskelbündel können zudem einen erheblichen **Druck auf Nervenstrukturen** im Bereich der Wirbelsäule ausüben, der dann zu Nervenschmerzen mit Taubheitsgefühlen und Muskelschwäche führen kann. Darüber hinaus können auch Skoliose, Osteoporose, frühere Verletzungen und Frakturen der Wirbelsäule sowie seltene Erkrankungen wie Tumore oder Infektionen lang anhaltende Schmerzen verursachen.

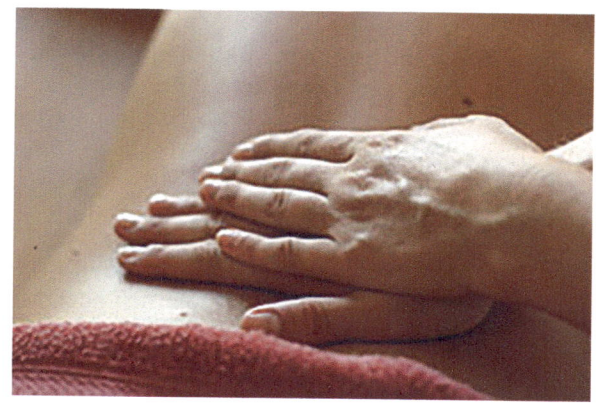

Abb. 3.19 Rückenschmerzen

Auch degenerative Veränderungen wie die **Arthrose der kleinen Wirbelgelenke** (Facettengelenksarthrose) kommen im Praxisalltag sehr häufig vor. Mit zunehmendem Alter nehmen die Höhe und die Elastizität der Bandscheiben ab, was zu einer verstärkten Reibung und Abnutzung der Wirbelgelenke führt. Diese Veränderungen verursachen dann nicht nur chronische Schmerzen, sondern auch eine zunehmende Versteifung der Wirbelsäule.

Psychische Faktoren wie Stress, Angst und Depressionen, können ursächlich ebenfalls chronische Rückenschmerzen auslösen. Chronischer Stress (▶ Abschn. 3.18) führt oft zu Muskelverspannungen und mit der Zeit zu chronischen unspezifischen Rückenschmerzen, ausgelöst u. a. durch zu hohe Cortisol-Spiegel im Blut.

In einigen Fällen ist die genaue Ursache bei chronischen Rückenschmerzen trotz **modernster Diagnosetechniken** nicht immer eindeutig zu bestimmen. Darüber hinaus erschwert die Komplexität der möglichen Auslöser eine kausale Therapie. Damit stehen Ärzte und Patienten vor einem großen Dilemma.

3.9.2 Implantat-Akupunktur

Seit wenigen Jahren wird bei chronischen Rückenschmerzen auch die Implantat-Akupunktur eingesetzt. Im Unterschied zu den klassischen Akupunkturverfahren werden hierbei Mini-Implantate, aus medizinischem Rein-Titan oder selbstauflösbare Implantate, an definierte Zonen des äußeren Ohres gesetzt. Dieses Verfahren entspricht einer Neurostimulation und wirkt somit länger, wirksamer und nachhaltiger als die klassischen Akupunkturverfahren.

Durch diese Mini-Implantate können körpereigene Botenstoffe (z. B. Endorphine) und Hormone (z. B. Dopamin) innerhalb des ZNS freigesetzt werden. Durch diese Botenstoffe können Schmerzen, Entzündungen sowie muskuläre Dysbalancen und Verspannungen zum Teil deutlich reduziert werden.

> **Ziele einer Implantat-Akupunktur bei chronischen Rückenschmerzen**
> - Reduzierung von Schmerzen und Entzündungsreaktionen
> - Auflösung der muskulären Dysbalancen und Verspannungen
> - Reduzierung der medikamentösen Schmerz-Therapie
> - Verbesserung der Lebensqualität

In bestimmten Fällen können auch selbstauflösende (resorbierbare) Implantate verwendet werden. Diese Nadeln lösen sich nach Monaten vollständig wieder auf (▶ Kap. 2).

Die Implantate werden in einer Sitzung in die **Endorphin-Zonen 1 und 2** und in die **Dopamin-Zone** gesetzt (◘ Abb. 3.20). Sie sind weder sicht- noch spürbar, da sie einen Durchmesser von nur 0,78 mm aufweisen. Die Methode der Implantat-Akupunktur gilt als risikoarm. Es gibt auch keine Wechselwirkungen mit anderen Erkrankungen oder Medikamenten.

- **Zusammenfassung**

Implantat-Akupunktur kann jederzeit bei chronischen Rückenschmerzen angewendet werden. Mini-Implantate regen die Freisetzung körpereigener Botenstoffe (Endorphine) und Hormone (Dopamin) an, durch die Schmerzen, Entzündungen und muskuläre Dysbalancen signifikant verbessert werden können. Das Freisetzen von Dopamin kann auch zu einer Verbesserung des Wohlbefindens und der Stimmung beitragen.

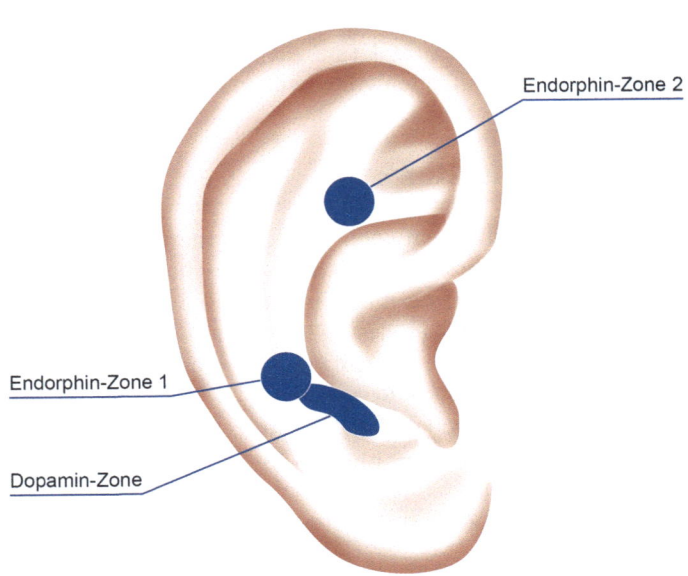

◘ **Abb. 3.20** Relevante Zonen für die Implantat-Akupunktur bei chronischen Rückenschmerzen

3.10 Arthrose

Akupunktur und Implantat-Akupunktur können bei Arthroseschmerzen erfolgreich eingesetzt werden. Bei der Implantat-Akupunktur werden entweder Mini-Implantate aus medizinischem Rein-Titan oder selbstauflösende Implantate an definierte Punkte und Zonen des äußeren Ohres gesetzt, um die Freisetzung körpereigener Botenstoffe wie von Endorphinen innerhalb des ZNS anzuregen, die die typischen Schmerzen bei Arthrose, z. B. Anlauf-, Belastungs-, Ruhe- und Nachtschmerzen, reduzieren können. Dieses Verfahren entspricht einer Neurostimulation, daher erfolgt die Therapie in nur einer Sitzung. Die Methode ist risikoarm und frei von Wechselwirkungen mit anderen Erkrankungen.

3.10.1 Ursachen und Symptome

Arthrose ist eine der häufigsten Gelenkerkrankungen und betrifft Millionen von Menschen weltweit. Arthrose ist eine chronisch degenerative Gelenkerkrankung, die zu einem fortschreitenden Verschleiß (Degeneration) des Gelenkknorpels führt. Abnutzung und Verschleiß des Gelenkknorpels können zu Schmerzen und zu Einschränkungen der Beweglichkeit von Gelenken führen. Durch den fortwährenden Abrieb des Knorpels kann es außerdem zu reaktiven **Entzündungen** innerhalb des Gelenks kommen (Grifka et al. 2011).

Arthrose kann in den großen und kleinen Gelenken auftreten, ist jedoch am häufigsten in den Knie-, Hüft-, Finger und Handgelenken zu finden. Die Beschwerden der Arthrose treten zumeist nicht plötzlich auf und sind immer das Ergebnis wiederholter Fehlbelastungen, altersbedingter Veränderungen, genetischer Veranlagung oder auch Folge von akuten Verletzungen.

Arthrose kann auch zu einer Entzündung der Gelenkschleimhaut und der Gelenkkapsel (Synovitis) führen, was zu einer vermehrten **Flüssigkeitsansammlung** im Gelenk und zu weiteren Schmerzen führen kann.

Durch wissenschaftliche Studien konnten fünf Hauptursachen für die Entstehung von Arthrose identifiziert werden:
- Alter
- Übergewicht
- Gelenkverletzungen
- Gelenkfehlstellungen und Gelenkfehlbelastungen
- Genetische Veranlagung

3.10.2 Behandlung

Die Behandlung von Arthrose ist vielschichtig und richtet sich nach dem Schweregrad der Erkrankung sowie den individuellen Bedürfnissen des Patienten. Konservative Maßnahmen wie Bewegung, Physiotherapie und Schmerzmedikation stehen zu Beginn der Erkrankung im Vordergrund, während in fortgeschrittenen Stadien oft auch invasive Therapien wie Injektionen oder arthroskopische Verfahren zum Einsatz kommen können. In schweren Fällen kann ein Gelenkersatz notwendig sein, um die Schmerzen zu lindern und die Lebensqualität Betroffener zu verbessern.

3.10.3 Implantat-Akupunktur

Implantat-Akupunktur kann jederzeit bei chronischen Schmerzen und Arthrose eingesetzt werden. Bei diesem Verfahren werden entweder Mini-Implantate aus medizinischem Rein-Titan oder selbstauflösende Implantate an definierte Zonen des äußeren Ohres gesetzt (◐ Abb. 3.21).

Hierdurch werden körpereigene **Endorphine** innerhalb des ZNS freigesetzt, wodurch die typischen Arthroseschmerzen wie Anlauf-, Belastungs-, Ruhe- und Nachtschmerzen reduziert werden können. Dieses Verfahren entspricht einer Neurostimulation, daher erfolgt die Therapie in nur einer Sitzung. Die Methode ist risikoarm und frei von Wechselwirkungen mit anderen Erkrankungen.

Die Implantate sind weder sicht- noch spürbar, da sie einen Durchmesser von nur 0,78 mm aufweisen. In selten Fällen werden auch bioresorbierbare und selbstauflösende Implantate eingesetzt (▶ Kap. 2).

- **Zusammenfassung**

Implantat-Akupunktur kann wirksam bei Arthroseschmerzen eingesetzt werden. Durch dieses Verfahren kann der körpereigene Botenstoff Endorphin innerhalb des ZNS freigesetzt werden. Hierdurch können Schmerzen, Entzündungen und

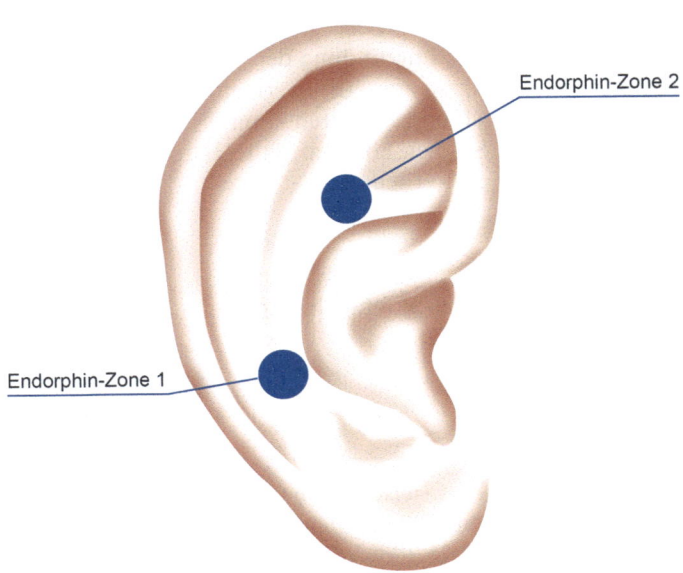

◐ Abb. 3.21 Relevante Zonen für die Implantat-Akupunktur bei Arthrose

muskuläre Störungen reduziert und eine natürliche Selbstregulation der Botenstoffe wiederhergestellt werden.

3.11 Rheumatische Erkrankungen

Implantat-Akupunktur kann Schmerzen und Funktionseinschränkungen bei rheumatischen Erkrankungen signifikant reduzieren. Bei dieser innovativen Methode werden Mini-Implantate aus medizinischem Rein-Titan oder resorbierbare (selbstauflösende) Implantate in bestimmte Bereiche unter die Haut der Ohrmuschel gesetzt, um die Freisetzung körpereigener Botenstoffe und Neurotransmitter (z. B. von Endorphinen und Dopamin) im Gehirn anzuregen, die die Schmerzen und Entzündungsreaktionen im Körper verringern. Ziel der Behandlung ist die signifikante Reduktion der Rheumasymptome und die Verringerung der Krankheitsaktivität.

3.11.1 Erkrankungen des rheumatischen Formenkreises

Unter dem **rheumatischen Formenkreis** versteht man eine Gruppe von Erkrankungen, die verschiedene entzündliche Erkrankungen des Bewegungsapparats umfassen. Diese Erkrankungen zeichnen sich häufig durch Schmerzen, Entzündungen, Schwellungen und Funktionsstörungen der Gelenke aus.
Zu den typischen Erkrankungen gehören:
1. **Rheumatoide Arthritis (RA):** eine chronische Autoimmunerkrankung, die vor allem die Gelenke betrifft
2. **Ankylosierende Spondylitis:** eine entzündliche Erkrankung der Wirbelsäule und der Iliosakralgelenke
3. **Psoriasis-Arthritis:** eine Form der Arthritis, die bei Patienten mit Schuppenflechte auftreten kann
4. **Gicht:** eine Stoffwechselerkrankung, die durch hohe Harnsäurespiegel und daraus resultierende Kristallablagerungen in den Gelenken verursacht wird.
5. **Systemischer Lupus erythematodes (SLE):** eine Autoimmunerkrankung, die auch rheumatische Symptome hervorrufen kann
6. **Fibromyalgie:** eine Erkrankung, die vor allem durch weit im Körper verbreitete Schmerzen und andere Symptome wie Müdigkeit und Schlafstörungen gekennzeichnet ist (► Abschn. 3.19).

Viele dieser Erkrankungen weisen ähnliche Symptome auf, denen aber zumeist unterschiedliche Ursachen und Krankheitsverläufe zugrunde liegen. Die meisten dieser Erkrankungen kann man ursächlich leider nur unzureichend behandeln, dennoch können die Symptome und vor allem die Krankheitsaktivität dieser Erkrankungen oft gut eingedämmt werden.

3.11.2 Implantat-Akupunktur

Viele **wissenschaftliche Untersuchungen** weisen darauf hin, dass Akupunktur bei Erkrankungen aus dem rheumatischen Formenkreis eine sehr gute und tragende Rolle spielen kann. Gerade bei entzündlichen Gelenkerkrankungen kann Akupunktur zur Schmerzlinderung und Verbesserung der Beweglichkeit beitragen.

Die Implantat-Akupunktur ist ein innovatives Verfahren, das eine stärkere, länger andauernde und nachhaltigere Wirkung auf den Körper entfaltet als die klassischen Akupunkturverfahren. Hierbei werden Mini-Implantate aus medizinischem Rein-Titan oder resorbierbare (selbstauflösende) Implantate an definierte Zonen der Ohrmuschel gesetzt, um die vermehrte Freisetzung körpereigener Endorphine anzuregen. **Endorphine** sind der Schlüssel für eine signifikante Schmerzreduktion und wichtige Voraussetzung für eine bessere Beweglichkeit (◘ Abb. 3.22).

Daher kann Implantat-Akupunktur als Ergänzung zur konventionellen Therapie, neben einer medikamentösen Behandlung, Physiotherapie und anderen medizinischen Maßnahmen, eingesetzt werden. Implantat-Akupunktur kann vor allem dabei helfen wieder zu einem immunologischen Gleichgewicht zu kommen.

Die Methode ist risikoarm und frei von Wechselwirkungen mit anderen Erkrankungen oder Medikamenten. Die Implantate sind weder sicht- noch spürbar, da sie einen Durchmesser von nur 0,78 mm aufweisen.

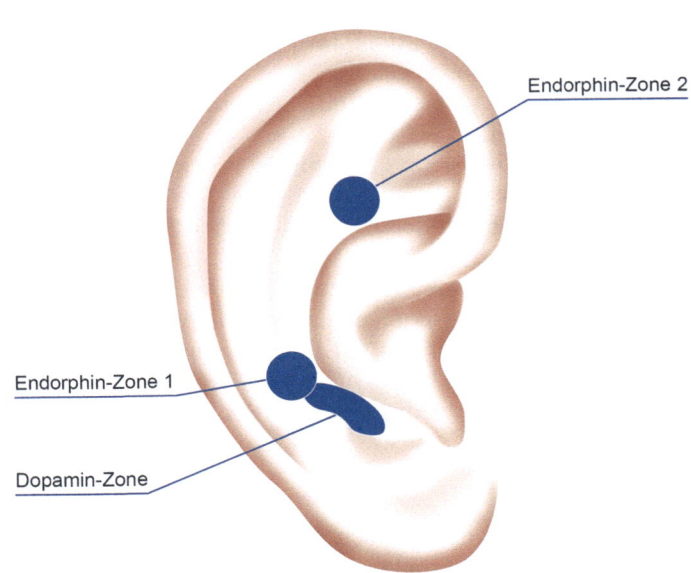

◘ Abb. 3.22 Relevante Zonen für die Implantat-Akupunktur bei rheumatischen Erkrankungen

> **Ziele einer Implantat-Akupunktur bei rheumatischen Erkrankungen**
> — Reduzierung der Schmerzen und Entzündungsreaktionen im Körper
> — Verbesserung von Funktionseinschränkungen
> — Reduzierung der medikamentösen Therapie
> — Reduzierung der Krankheitsaktivität

■ **Zusammenfassung**
Implantat-Akupunktur kann bei vielen Erkrankungen des rheumatischen Formenkreises angewendet werden. Neben den klassischen schulmedizinischen Verfahren kann Akupunktur insbesondere Schmerzen und Entzündungsreaktionen im Körper signifikant reduzieren. Durch die Implantat-Akupunktur können körpereigene Endorphine im ZNS freigesetzt werden, die der Schlüssel zur Schmerzreduktion sind.

3.12 Schlafstörungen

Im Allgemeinen können Schlafstörungen sehr gut mit Implantat-Akupunktur behandelt werden. Bei diesem Verfahren werden Mini-Implantate aus medizinischem Rein-Titan oder selbstauflösende Implantate in bestimmte Bereiche der Ohrmuschel eingesetzt, um gezielt die Freisetzung von Botenstoffen und Hormonen (z. B. körpereigenem Melatonin) anzuregen, die wieder eine normale Schlafstruktur herstellen können. Die Methode ist risikoarm und frei von Wechselwirkungen mit anderen Erkrankungen.

3.12.1 Funktionen des Schlafes

Ein guter Schlaf ist für alle Körperfunktionen und für die seelische Gesundheit extrem wichtig. Wird Schlaf durch innere Unruhe, Schmerzen oder anderen Beschwerden gestört, kann der Schlaf seine **Hauptfunktionen** nicht erfüllen. Zu diesen gehören u. a.:
— Abschirmung vom Tagesgeschehen
— Innere Stoffwechselregulierung
— Aufnahmen und Speicherung von Energie
— Körperliche und psychische Regeneration

Menschen greifen gerne zu Schlafmitteln. Seit mehr als 60 Jahren werden hierbei **Benzodiazepine** (z. B. Valium) und seine modernen Nachfolger verordnet. Diese Mittel können zwar kurzfristig helfen, haben aber auf Dauer gravierende Nachteile:
1. Die Wirkung von Benzodiazepinen lässt schon nach wenigen Wochen nach.
2. Sie zerstören die normale Schlafstruktur und verringern bei dauerhafter Anwendung die regenerierende Kraft des Schlafes.
3. Benzodiazepine machen abhängig (in Deutschland gibt es ca. 2 Mio. Abhängige).

Neben Benzodiazepinen werden bei Schlafstörung auch viele andere Psychopharmaka verabreicht, die gegen Angst- und Spannungszustände helfen sollen (z. B. Antidepressiva und Neuroleptika). Diese Substanzen verursachen jedoch die gleiche Problematik wie Benzodiazepine und können zudem ebenfalls Nebenwirkungen erzeugen wie Tagesmüdigkeit, Kopfschmerzen und allgemeine Benommenheit.

Die Ursachen von Schlafstörungen können durch Tabletten nicht gelöst werden. Im Gegenteil: Die wahren Ursachen werden verdrängt, und die Abhängigkeit von Schlaftabletten wird immer größer (Stuck et al. 2025).

3.12.2 Wirkungen von Akupunktur

Akupunktur kann grundsätzlich bei Schlafstörungen hilfreich sein, insbesondere bei Menschen, die unter chronischem Stress, Angstzuständen oder Schmerzen leiden. Diese Leidenszustände können sehr oft Schlafprobleme verursachen oder verstärken. In vielen wissenschaftlichen Untersuchungen wurde festgestellt, dass Akupunktur bei Schlafstörungen folgendes bewirken kann:
- Förderung der Entspannung
- Reduzierung von Schmerzen
- Regulation des peripheren Nervensystems und des ZNS
- Verbesserung der Schlafqualität
- Behandlung der zugrunde liegenden Ursache

In vielen Studien wurde festgestellt, dass Akupunktur die Ausschüttung von **Melatonin** (dem Hauptschlafhormon) im Gehirn steigert und hierdurch eine normale Schlafstruktur wieder hergestellt werden kann. Melatonin ist ein Hormon, das in der Zirbeldrüse des Gehirns produziert wird und eine zentrale Rolle bei der Regulierung des Schlaf-Wach-Rhythmus spielt. Die Hauptwirkungen von Melatonin auf den Schlaf sind:
1. Einstellung und Rückstellung auf einen normalen Tag-Nacht-Rhythmus
2. Verbesserung der Einschlafphase
3. Verbesserung der Schlafqualität insgesamt
4. Unterstützung bei Jetlag

Es ist wichtig, darauf hinzuweisen, dass Melatonin kein Schlafmittel, sondern ein Hormon ist, das den Schlafrhythmus reguliert. Durch Akupunktur und Implantat-Akupunktur kann **körpereigenes** Melatonin freigesetzt werden, das wesentlich effektiver wirkt als medikamentöses (synthetisches) Melatonin.

Darüber hinaus kann Akupunktur auch den Cortisol-Spiegel senken. **Cortisol** wird bei Stress in der Nebennierenrinde freigesetzt und gelangt sehr schnell auf dem Blutweg ins Gehirn. Hierdurch kann es zu chronischen Schlafstörungen und auch zu Tinnitus (▶ Abschn. 3.21) kommen. Daher muss der Cortisol-Spiegel (vor allem in der Nacht) so niedrig wie möglich gehalten werden, um Schaden vom Gehirn abzuwenden.

3.12 · Schlafstörungen

Akupunktur kann das Gleichgewicht (von Yin und Yang) zwischen dem **sympathischen** (Stressreaktion) und **parasympathischen Nervensystem** (Erholung und Entspannung) wiederherstellen, was für einen erholsamen Schlaf und für das vegetative Nervensystem sehr wichtig ist.

Andere Untersuchungen zeigten, dass Akupunktur die Schlafdauer verlängern und die Schlafqualität verbessern kann, insbesondere bei Menschen mit Schlaflosigkeit (Insomnie).

Akupunktur kann zudem Schmerzen, Migräne, hormonelle Ungleichgewichte und Angstzustände lindern, die Schlafstörungen oft zugrunde liegen. Akupunktur wird in der **Traditionellen Chinesischen Medizin (TCM)** oft mit Kräutertherapie, Ernährung und Lebensstiländerungen kombiniert, um eine umfassendere Wirkung zu erzielen (Focks 2025). Zusätzliche Maßnahmen sind Schlafhygiene, Entspannungstechniken und ggf. eine Verhaltenstherapie.

3.12.3 Implantat-Akupunktur

Eine andere wirkungsvolle Methode bei Schlafstörung ist die Implantat-Akupunktur. Hierbei werden Mini-Implantate aus medizinischem Rein-Titan oder selbstauflösende Implantate in die **Melatonin-Zonen 1 und 2** des äußeren Ohres gesetzt (◘ Abb. 3.23). Dadurch kann der Botenstoff Melatonin innerhalb des ZNS freigesetzt werden. Schon nach wenigen Tagen kann der Schlaf länger und erholsamer ausfallen. Zusätzlich sollten auch die **Dopamin-, Acetylcholin- und Endorphin-Zonen** (das Antistresshormon) untersucht und ggf. mit stimuliert werden.

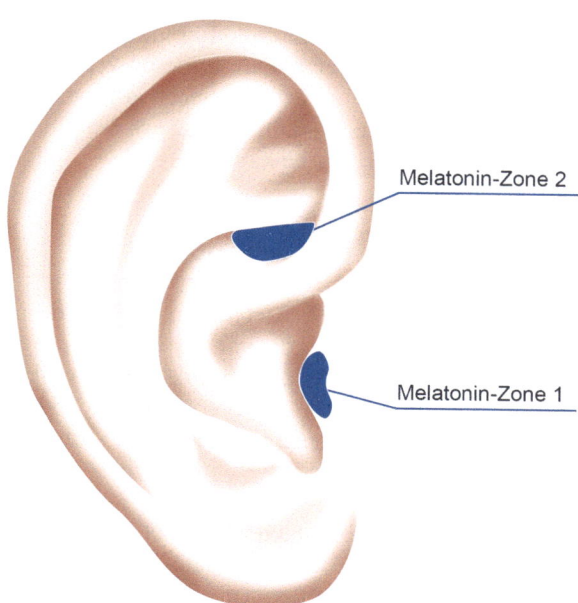

◘ **Abb. 3.23** Relevante Zonen für die Implantat-Akupunktur bei Schlafstörungen

Das Verfahren der Implantat-Akupunktur wirkt dauerhafter, stärker und nachhaltiger als alle anderen Akupunkturverfahren. Die Methode ist risikoarm und frei von Wechselwirkungen mit anderen Erkrankungen oder Medikamenten.

Ziele einer Implantat-Akupunktur bei Schlafstörungen
- Herstellung der normalen Schlafstruktur
- Freisetzung von körpereigenem Melatonin
- Regulation des vegetativen Nervensystems
- Reduzierung von Stressreaktionen im Körper

■ **Zusammenfassung**
Implantat-Akupunktur kann sehr gut und wirksam bei Schlafstörungen angewendet werden. Bei diesem Verfahren werden Mini-Implantate aus medizinischem Rein-Titan oder selbstauflösende Implantate in bestimmte Bereiche der Ohrmuschel gesetzt. Implantat-Akupunktur ist risikoarm und frei von Wechselwirkungen mit anderen Erkrankungen.

Die Implantate sind weder sicht- noch spürbar, da sie einen Durchmesser von nur 0,78 mm aufweisen.

3.13 Wechseljahresbeschwerden

Implantat-Akupunktur kann sehr wirksam und nachhaltig bei Wechseljahresbeschwerden eingesetzt werden. Hierbei werden Mini-Implantate aus medizinischem Rein-Titan oder selbstauflösende Implantate in bestimmte Bereiche unter die Haut des äußeren Ohres gesetzt. Durch dieses Verfahren kann der Rückgang der Produktion von Östrogen und Progesteron kompensiert werden, sodass die typischen Beschwerden der Wechseljahre reduziert werden und sich die Lebensqualität betroffener Frauen verbessern kann.

3.13.1 Ursachen und Symptome

Beschwerden in den Wechseljahren (Klimakterium) entstehen durch die hormonellen Veränderungen, die vor der Menopause auftreten. Die Hauptursache ist der allmähliche Rückgang der Produktion der weiblichen Sexualhormone **Östrogen** und **Progesteron**, die von den Eierstöcken gebildet werden. Dieser Hormonabfall beeinflusst viele Funktionen im Körper und führt zu den typischen Beschwerden:
- Hitzewallungen und Schweißausbrüche
- Schlafstörungen
- Stimmungsschwankungen und Depressionen
- Trockene Haut und Schleimhäute
- Knochenschwund (Osteoporose)
- Herz-Kreislauf-Beschwerden

Zusätzliche Faktoren, wie Stress, einseitige Ernährung und eine genetische Veranlagung, können die Intensität der Beschwerden noch verstärken.

3.13.2 Medikamentöse Therapie

Die **hormonelle Ersatztherapie (HRT)**, also die Gabe von Östrogenen und Progesteron, beim Auftreten von Wechseljahresbeschwerden ist ein kontrovers diskutiertes und intensiv erforschtes Thema in der Medizin. Die wissenschaftliche Bewertung hängt von verschieden Faktoren ab, darunter die individuellen Risiken und Vorteile einer solchen Therapie, die Dauer der Therapie und die Dosierung. Die Gabe von HRT kann zwar die typischen Symptome im Klimakterium lindern, auf der anderen Seite besteht jedoch ein erhöhtes Risiko für die Entstehung von Brustkrebs und tiefen Beinvenenthrombosen. Daher sollte die Entscheidung für oder gegen eine HRT individuell und gemeinsam mit den behandelnden Ärzten sowie basierend auf den persönlichen Gesundheitsfaktoren getroffen werden.

3.13.3 Implantat-Akupunktur

Akupunktur und Dauerakupunktur werden schon seit Jahren (in China seit Jahrhunderten) bei Wechseljahresbeschwerden eingesetzt. Durch das Setzen von Mini-Implantaten am äußeren Ohr wird das ZNS angeregt, wieder mehr **körpereigenes Östrogen und Progesteron** freizusetzen. Darüber hinaus können **Endorphine** den Stressreaktionen im Körper entgegenwirken. Bei diesem Verfahren werden entweder Implantate aus medizinischem Rein-Titan oder selbstauflösende Implantate in definierte Zonen am äußeren Ohr gesetzt (◘ Abb. 3.24).

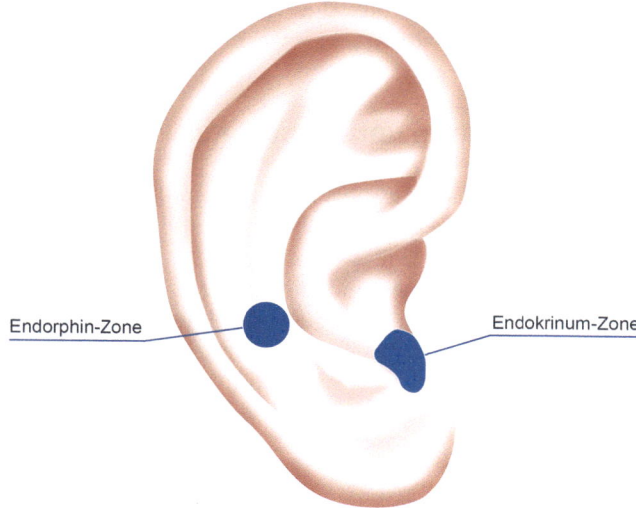

◘ Abb. 3.24 Relevante Zonen für die Implantat-Akupunktur bei Wechseljahresbeschwerden

Die Methode ist risikoarm und frei von Wechselwirkungen mit anderen Erkrankungen oder Medikamenten. Die Implantate sind weder sicht- noch spürbar, da sie einen Durchmesser von nur 0,78 mm aufweisen (▶ Kap. 2).

Ziele einer Implantat-Akupunktur bei Wechseljahresbeschwerden
- Regulation des vegetativen Nervensystems
- Kompensation des Abbaus von Östrogenen und Progesteron
- Reduzierung von Stressreaktionen im Körper

■ **Zusammenfassung**

Implantat-Akupunktur kann bei Frauen mit erheblichem Leidensdruck durch Wechseljahresbeschwerden eingesetzt werden. Durch dieses Verfahren kann die Freisetzung bestimmter körpereigener Hormone wie von Östrogenen und Progesteron im Gehirn angeregt werden, um deren Verlust auszugleichen. Hierbei werden entweder Mini-Implantate aus medizinischem Rein-Titan oder selbstauflösende Implantate verwendet. Die Methode ist risikoarm und frei von Wechselwirkungen mit anderen Erkrankungen.

3.14 Depressionen und Stimmungsschwankungen

Bestimmte Formen der Depression und chronische Stimmungsschwankungen können sehr gut mit Implantat-Akupunktur behandelt werden. Bei diesem Verfahren werden entweder Mini-Implantate aus medizinischem Rein-Titan oder selbstauflösende (bioresorbierbare) Implantate im Bereich des äußeren Ohres gesetzt. Hierdurch können körpereigene Botenstoffe, vor allem Dopamin und Serotonin, innerhalb des ZNS freigesetzt werden. Dieses Verfahren entspricht einer Neurostimulation, daher erfolgt die Therapie in nur einer Sitzung. Die Methode ist risikoarm und frei von Wechselwirkungen mit anderen Erkrankungen.

3.14.1 Ursachen und Symptome

Chronische Stimmungsschwankungen und Depressionen sind Volkskrankheiten und können zu einem erheblichen Leidensdruck bei den Betroffenen führen.

Ursächlich sind äußere und innere Einflussfaktoren daran beteiligt, dass die psychische Gesundheit und die innere Balance aus dem Gleichgewicht geraten sind. Im Laufe der Jahre werden dann nachfolgend bestimmte Botenstoffe innerhalb des Gehirns nicht mehr adäquat reguliert und freigesetzt (Mazda et al. 2022).

Daher kommt es bei starken Stimmungsschwankungen und Depressionen fast immer zu einer verminderten Freisetzung folgender Botenstoffe innerhalb des ZNS:

- **Dopamin:** Dieser Botenstoff ist für Motivation, Belohnung und Freude wichtig. Ein Mangel an Dopamin kann zu einem Verlust der Freude an Dinge führen, die früher als angenehm empfunden wurden.
- **Serotonin:** Dieser Botenstoff reguliert Stimmung, Schlaf und Appetit. Ein Mangel an Serotonin im Gehirn kann zu depressivem Verhalten führen.
- **Noradrenalin:** Dieser Botenstoff ist für Energie, Wachsamkeit und Konzentration verantwortlich. Ein Mangel kann zu Antriebslosigkeit und Müdigkeit führen.

Darüber hinaus ist bekannt, dass bei einer Depression sehr häufig viel zu viele Stresshormone (z. B. Cortisol) im Körper und vor allem im Gehirn freigesetzt werden. Hohe **Cortisol-Spiegel** können Nervenzellen im Gehirn direkt schädigen, insbesondere im Bereich des Hippocampus, der für Emotionen, Freude und Gedächtnis wichtig ist.

Diese neurobiologische Fehlregulation muss identifiziert und beseitigt werden, damit die betroffenen Patienten überhaupt eine Chance bekommen, wieder mehr Lebenssinn und Zufriedenheit zu gewinnen.

Fallbericht

▶ Fallbericht

Frau S., 72 Jahre:

„Ich habe einen älteren Bruder und bin in einer Arbeiterfamilie aufgewaschen. Meine Mutter war unsensibel und herrisch, mein Vater eine schwache Persönlichkeit. Als Kinder haben wir unter der Art meiner Mutter sehr gelitten, sie war lieblos, autoritär und hat uns nie in den Arm genommen. Heute weiß ich, dass dies sicherlich eine der Ursachen für die Depression ist, wie ich sie bewusst seit meinem 30. Lebensjahr verspüre.

Später war ich 10 Jahre mit einem Alkoholiker verheiratet, der mich psychisch und seelisch misshandelt hat. In einer Nacht- und Nebelaktion bin ich mit meinem Sohn in eine andere Stadt geflohen, wo ich nach meiner Scheidung dann meinen zweiten Mann kennenlernte, mit dem ich 30 Jahre verheiratet war, bevor dieser an Krebs verstarb.

Seitdem bin ich nun alleinlebend, was meine Depression durch das Gefühl, niemanden mehr zu haben, noch weiter verstärkt. Mein Sohn hat für meine Depression kein Verständnis, Freunde sind mit sich selbst beschäftigt.

Ich war zweimal in der Psychiatrie, das letzte Mal vor 3 Jahren, was kurzfristig half. Ich nehme seit meinem 30. Lebensjahr Antidepressiva, die letzten 10 Jahre Citalopram 40 mg und werde einmal im Quartal ambulant bei einer Ärztin Ärztin hier in der psychiatrischen Klinik vorstellig. Der Versuch, mich von den 40 mg auf 30 bzw. 20 mg herabzusetzen, ist gescheitert.

Ich fühle mich eigentlich trotz der Gabe von Citalopram immer depressiv und denke, dass ich inzwischen manchmal sogar „Angst" vor Menschen habe. Ich ziehe mich immer mehr zurück, habe auch manchmal Suizidgedanken. Ich bin aber sehr gut informiert über diese Erkrankung und weiß vom Kopf her, dass das nicht die Lösung ist. Also mache ich so weiter in der Hoffnung, dass mich der Kopf vom Äußersten abhält. Aber wie lange noch?

Eine weitere große Schwäche von mir ist, dass ich überhaupt nicht mit Stress umgehen kann. Ich werde sofort nervös und aufgeregt werde, manchmal auch kopflos – wohl wissend, dass dies gerade bei Depressionen unbedingt vermieden werden sollte.

Ich gerate bei der kleinsten Kleinigkeit in Stress, was für meine Mitmenschen (viele gibt es nicht mehr) schwer zu handhaben ist, weil ich sie durch dieses Verhalten auch vor den Kopf stoße. Und da sie den Hintergrund meiner Erkrankung nicht kennen, ziehen sie sich von mir zurück.

Ich bin sehr schnell gekränkt und fühle mich zurückgesetzt, wertlos, obwohl ich es beruflich als Assistentin der Geschäftsführung bis in die Vorstandsebene geschafft habe.

Obwohl ich nach außen hin einen selbstbewussten Eindruck mache, habe ich ein schwaches Selbstwertgefühl, fühle mich schnell zurückgesetzt, übergangen, nicht akzeptiert (ungeliebt!).

Leider rauche ich immer noch, wofür ich mich schäme. Deshalb weiß niemand, dass ich rauche. Ich halte mich buchstäblich, wenn ich unter Stress gerate oder mich depressiv fühle, an der Zigarette fest. In Gegenwart von bestimmten Menschen schaffe ich es auch, nicht zu rauchen. Wenn ich allein bin, jedoch nicht!

Seit ca. 1 Jahr leide ich an spontanen Hitzewallungen. Meine Frauenärztin meint, dass das immer noch Wechseljahresbeschwerden seien, was ich nicht glauben kann, weil ich bereits älter bin und ich diese Beschwerden zuvor nicht hatte.

Mein Hauptproblem, das mich in meiner Lebensqualität sehr beeinträchtigt, sind aber die stets vorhandenen Depressionen, die mal stark, mal weniger stark, aber immer vorhanden sind. Und deshalb möchte ich mit Implantat-Akupunktur behandelt werden – in der Hoffnung, dass ich wieder mehr Freude am Leben haben kann und ausgeglichener bin. ◄

3.14.2 Implantat-Akupunktur

Akupunktur und Dauerakupunktur werden schon seit Jahren (in China seit Jahrhunderten) bei Stimmungsschwankungen und Depressionen eingesetzt. Diese Verfahren haben eine regulierende und ausgleichende Wirkung auf das vegetative Nervensystem und das ZNS. Darüber hinaus kann Akupunktur bei depressiven Menschen auch Stress- und Angstgefühle reduzieren, die sich häufig unter depressiven Phasen tarnen.

Durch Implantat-Akupunktur können körpereigene Botenstoffe (Neurotransmitter) im ZNS freigesetzt werden, die die Krankheitsaktivität und die Symptomatik der Depression reduzieren können. Bei diesem Verfahren werden Mini-Implantate aus medizinischem Rein-Titan oder selbstauflösende Implantate im Bereich des äußeren Ohres gesetzt (▶ Kap. 2). Hierdurch kann ggf. die Freisetzung der Botenstoffe **Dopamin, Serotonin, Noradrenalin** und **Acetylcholin** angeregt und wieder gesteigert werden (◘ Abb. 3.25).

Da es sich um ein **nicht-medikamentöses Verfahren** handelt, dauert es ungefähr 4–6 Wochen, bis sich erste Verbesserungen einstellen können. Eine zuvor eingestellte medikamentöse Therapie sollte ebenso wie eine evtl. begleitende Psychotherapie zunächst weitergeführt werden.

3.14 · Depressionen und Stimmungsschwankungen

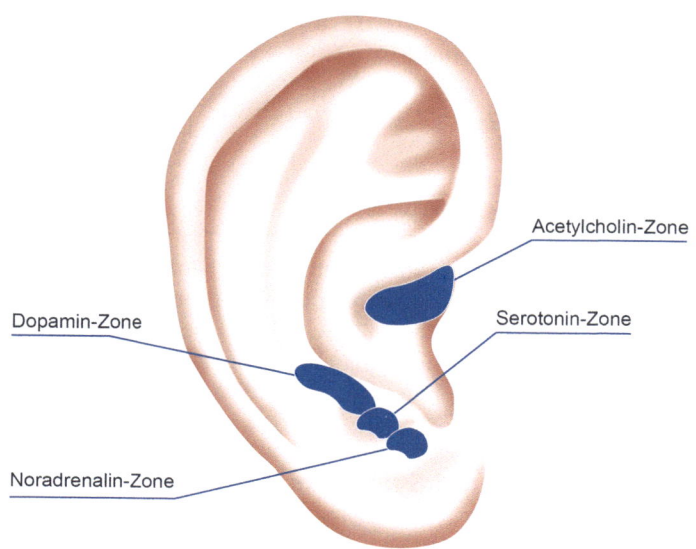

Abb. 3.25 Relevante Zonen für die Implantat-Akupunktur bei Depressionen und Stimmungsschwankungen

Durch die Implantat-Akupunktur können über das äußere Ohr gezielt Hirnnerven stimuliert werden. Bei Depressionen und Stimmungsschwankungen werden hierbei auch Impulse an den **Nervus vagus** gesendet, der eine wichtige Rolle bei der Regulierung von Stimmung, Schlaf und Stoffwechsel spielt. Durch Vagusnervstimulation (VNS) wird insbesondere die Freisetzung des Botenstoffs **Acetylcholin** angeregt.

Implantat-Akupunktur ist risikoarm und frei von Wechselwirkungen mit anderen Erkrankungen oder Medikamenten. Die Implantate sind weder sicht- noch spürbar, da sie einem Durchmesser von nur 0,78 mm aufweisen (▶ Kap. 2).

> **Ziele einer Implantat-Akupunktur bei Depressionen und Stimmungsschwankungen**
> - Signifikante Reduktion von Stress- und Angstgefühlen
> - Regulation des vegetativen Nervensystems und des ZNS
> - Vermehrte Freisetzung von Dopamin und Serotonin

Zusammenfassung

Implantat-Akupunktur kann bei vielen Formen einer Depression angewendet werden. Bei diesem Verfahren werden Mini-Implantate in bestimmte Bereiche des äußeren Ohres gesetzt, um die vermehrte Freisetzung von Botenstoffen (Serotonin und Dopamin) innerhalb des ZNS anzuregen. Durch die Stimulation von Nervenzellen über das äußere Ohr werden gezielt Hirnregionen angeregt, die für die Regulierung von Stimmung, Schlaf und Motivation wichtig sind. Dieses Verfahren ist risikoarm in der Anwendung und kann Menschen mit Depression helfen, wieder mehr Selbstvertrauen und Selbstwertgefühle zu entwickeln.

3.15 Allergische Erkrankungen

Allergische Erkrankungen können sehr gut und wirksam mit Implantat-Akupunktur behandelt werden. Diese Methode der Neurostimulation kann eine sinnvolle Ergänzung zur konventionellen Behandlung bei allergischen Erkrankungen sein. Bei diesem Verfahren werden Mini-Implantate aus medizinischem Rein-Titan oder selbstauflösende Implantate in definierte Zonen des äußeren Ohres gesetzt.

3.15.1 Allergieformen und Symptome

AllergischeErkrankungen nehmen in der westlichen Welt deutlich zu. Immer mehr Menschen kommen mit den in ◘ Tab. 3.2 aufgeführten Erkrankungen in die Praxis.

Viele dieser Erkrankungen sind mit einer Typ-I-Überempfindlichkeitsreaktion (sofortige Reaktion) oder anderen Immunreaktionen (z. B. Typ-IV-Kontaktallergie) verbunden. Häufig treten mehrere Erkrankungen des allergischen Formenkreises bei einer Person oder innerhalb einer Familie auf, was auf eine genetische Prädisposition (Atopie) hinweist.

◘ Tab 3.2 Erkrankungen des allergischen Formenkreises

Allergieform	Symptome
Allergische Rhinitis	Heuschnupfen
Asthma bronchiale	AllergischesAsthma
Atopisches Ekzem	Neurodermitis
Nahrungsmittelallergien	Bauchschmerzen, Übelkeit, Durchfall
Urtikaria	Nesselsucht
Insektengiftallergien	Lokale und systemische Reaktionen
Anaphylaxie	Anaphylaktischer Schock
Allergische Konjunktivitis	Rötung, Juckreiz, Tränen der Augen
Allergische Kontaktdermatitis	Kontaktallergien
Allergien auf Medikamente	Allergische Reaktion auf z. B. Penicillin, Sulfonamide, Ibuprofen

3.15.2 Implantat-Akupunktur

Als Alternative zu den gängigen Medikamenten (z. B. Cortison) und auch in Kombination mit schulmedizinischen Leitlinien kann Implantat-Akupunktur helfen, die typischen Allergiesymptome zu reduzieren und die Lebensqualität der betroffenen Patienten zu verbessern. Sie kann damit eine sinnvolle Ergänzung zur konventionellen Therapie bei Erkrankungen aus dem allergischen Formenkreis darstellen.

Viele wissenschaftliche Untersuchungen und die klinische Erfahrung weisen darauf hin, dass Akupunktur an den folgenden biologischen Funktionen beteiligt ist:
- Regulation und Balance des Immunsystems
- Regulation des vegetativen Nervensystems und des ZNS
- Förderung der Durchblutung
- Reduktion von Stressreaktionen im Körper

Akupunktur und Implantat-Akupunktur können entzündungshemmend wirken und eine überschießende Immunantwort abfedern, indem sie die Ausschüttung von **Histamin** und anderen entzündungsfördernden Substanzen reduzieren.

Akupunktur und insbesondere Implantat-Akupunktur können die Durchblutung des Körpers fördern und somit die Heilung von entzündetem Gewebe unterstützen.

Darüber hinaus kann Akupunktur **Stressreaktionen** im Körper abmildern und das vegetative Nervensystem ins Gleichgewicht zurückführen (Ausgleich von Sympathikus und Parasympathikus). Aktuelle Studien belegen, dass Akupunktur auch die Lebensqualität von Allergikern verbessert und die Notwendigkeit von Antihistaminika verringern kann.

Bei der **Implantat-Akupunktur** werden Mini-Implantate aus medizinischem Rein-Titan oder selbstauflösende Implantate an definierte Zonen des äußeren Ohres gesetzt. Die Implantate bewirken eine Impulsübertragung auf das ZNS. Hierdurch können körpereigene Botenstoffe wie **Endorphine** und **Acetylcholin** freigesetzt werden (◘ Abb. 3.26). Das Verfahren wird in einer Sitzung durchgeführt und dauert ca. 30 min.

Implantat-Akupunktur ermöglicht eine stärkere, längere und nachhaltigere Stimulation auf das ZNS als die klassischen Akupunkturverfahren. Die Implantate verbleiben entweder dauerhaft (Titan-Implantate) oder vorrübergehend am Bestimmungsort des äußeren Ohres (► Kap. 2).

Die Methode ist risikoarm und frei von Wechselwirkungen mit anderen Erkrankungen oder Medikamenten. Die Implantate sind weder sicht- noch spürbar, da sie einen Durchmesser von nur 0,78 mm aufweisen.

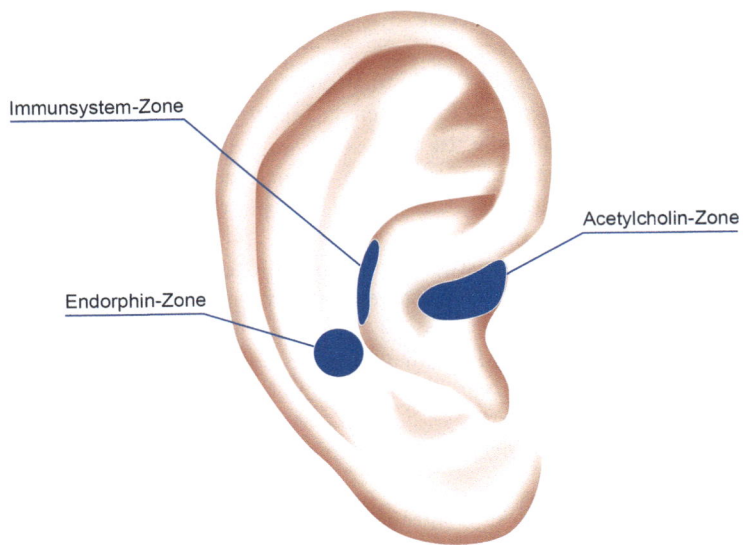

Abb. 3.26 Relevante Zonen für die Implantat-Akupunktur bei allergischen Erkrankungen

Ziele einer Implantat-Akupunktur bei allergischen Erkrankungen
— Unterdrückung der chronischen Entzündung
— Herstellung eines immunologischen Gleichgewichts
— Reduzierung von Stressreaktionen im Körper

■ **Zusammenfassung**

Implantat-Akupunktur kann sehr wirksam und erfolgreich bei Erkrankungen aus dem allergischen Formenkreis angewendet werden. Überschießende allergische Körperreaktionen können reduziert werden. Hierbei werden entweder Implantate aus medizinischem Rein-Titan oder selbstauflösende Implantate eingesetzt. Eine Implantat-Akupunktur wirkt entzündungshemmend und regulierend auf das Immunsystem. Die Methode ist risikoarm in der Anwendung.

3.16 Infektanfälligkeit und Immunsystemschwäche

Implantat-Akupunktur kann sehr erfolgreich und wirksam bei Infektanfälligkeit und Immunsystemschwäche eingesetzt werden. Das Verfahren entspricht einer Neurostimulation und kann zur Regulation des vegetativen Nervensystems und des ZNS führen.

3.16.1 Auslösende Faktoren

Infektanfälligkeit und Immunsystemschwäche können durch eine Vielzahl von Faktoren bedingt sein. Hierzu gehören z. B.:
- Unausgewogene Ernährung
- Schlechter Schlaf
- Chronischer Stress
- Chronische Erkrankungen
- Bakterielle und virale Erkrankungen (z. B. Long-COVID-Syndrom; ▶ Abschn. 3.17)
- Medikamente, Gifte und Chemikalien
- Einsamkeit und schwere psychische Belastung

3.16.2 Implantat-Akupunktur

Eine **Implantat-Akupunktur** kann das Immunsystem grundsätzlich stärken und somit den Körper vor Infekten schützen. Hierbei werden entweder Implantate aus medizinischem Rein-Titan oder selbstauflösende Implantate in bestimmte Zonen des äußeren Ohres gesetzt (▶ Kap. 2). Die Implantate stimulieren das ZNS und können körpereigene Botenstoffe (z. B. Dopamin, Acetylcholin und Endorphine) innerhalb des Gehirns freizusetzen (◘ Abb. 3.27). Hierdurch wird das Immunsystem gestärkt, sodass Entzündungsprozesse im Körper unterdrückt werden können. Das Verfahren wird in einer Sitzung durchgeführt und dauert ca. 30 min.

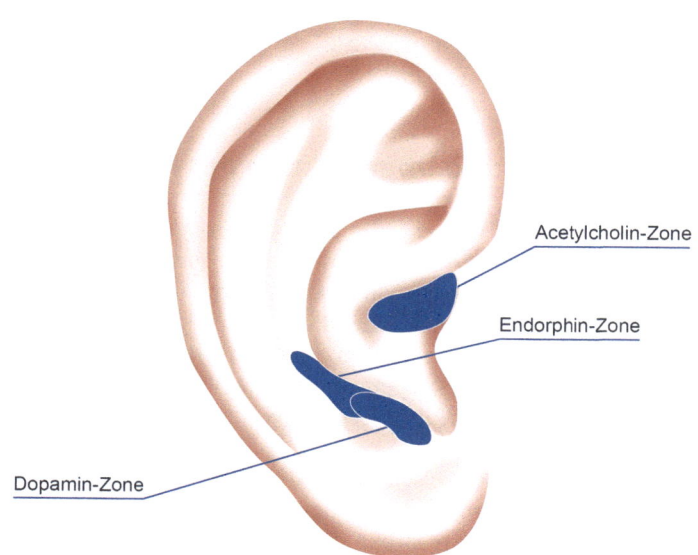

◘ Abb. 3.27 Relevante Zonen für die Implantat-Akupunktur bei Infektanfälligkeit und Immunschwäche

Vorteilhaft ist insbesondere, dass eine Implantat-Akupunktur eine stärkere und längere Stimulation auf das ZNS ermöglicht als alle anderen Akupunkturverfahren, die teilweise über 10–20 Sitzungen erfolgen. Die Methode ist risikoarm in der Anwendung und hat keine Wechselwirkungen mit anderen Erkrankungen oder Medikamenten. Die Implantate sind weder sicht- noch spürbar, da sie einen Durchmesser von nur 0,78 mm aufweisen.

Ziele einer Implantat-Akupunktur bei Infektanfälligkeit
- Herstellung eines immunologischen Gleichgewichts
- Regulation des vegetativen Nervensystems
- Reduzierung von Stressreaktionen im Körper

■ Zusammenfassung

Implantat-Akupunktur kann sehr wirksam und nachhaltig bei Infektanfälligkeit und Immunsystemschwäche angewendet werden. Das Verfahren kann auch den ungebremsten Cortisol-Anstieg innerhalb des Gehirns reduzieren, um weiteren Schaden vom Körper abzuwenden.

3.17 Long-COVID-Syndrom

Akupunktur und Implantat-Akupunktur können sehr wirksam bei den Symptomen des Long-COVID-Syndroms angewendet werden. Beide Verfahren haben einen regulierenden Einfluss auf das vegetative Nervensystem und können Entzündungsreaktionen im Körper und innerhalb des Gehirns reduzieren. Implantat-Akupunktur kann das Immunsystem stärken und die Cortisol-Ausschüttung (Stressreaktion) im Körper reduzieren.

3.17.1 Entzündungen und Überreaktion des Immunsystems

Eine Infektion mit SARS-CoV („severe acute respiratory syndrome coronavirus") führt häufig zum Long- bzw. Post-COVID-Syndrom mit einer Überreaktion des Immunsystems, das darüber hinaus auch Entzündungen in verschiedenen Organen und Geweben des Körpers nach sich ziehen kann. Im Prinzip wird der Organismus von der eigenen Immunabwehr angegriffen, sodass nachfolgend verschiedene Entzündungsherde gleichzeitig im Körper auftreten können. Diese Entzündungen lösen wiederum Stressreaktionen im Körper aus und schädigen den Organismus zusätzlich.

Darüber hinaus gibt es Hinweise darauf, dass das Long-COVID-Syndrom in enger Verbindung mit einer Dysregulation des Acetylcholin-Systems steht. **Acetylcholin** ist ein wichtiger Neurotransmitter, der u. a. an der Regulation des vegetativen Nervensystems und an vielen kognitiven (geistigen) Funktionen beteiligt ist.

Acetylcholin wirkt entzündungshemmend und dämpft überschießende Immunreaktionen im Körper und Gehirn ab.

Eine verminderte Acetylcholin-Funktion kann beim Long-COVID-Syndrom zu einer chronischen Entzündung im Körper und zu Symptomen wie Konzentrationsstörungen und Gedächtnisproblemen führen. Einige Studien deuten darauf hin, dass Patienten mit Long-COVID-Syndrom Autoantikörper gegen Acetylcholin-Rezeptoren entwickeln könnten.

Das SARS-CoV kann das periphere Nervensystem und das ZNS sowohl direkt als auch indirekt (Autoantikörper) angreifen, was zu folgenden Symptomen führen kann:
- Konzentrationsprobleme
- Vergesslichkeit
- Atemnot
- Mentale Erschöpfung und Müdigkeit
- Desorientierung
- Verminderte Leistungsfähigkeit
- Neuropathische Schmerzen

Das vegetative Nervensystem ist der **Autopilot** unseres Körpers. Es steuert viele unbewusste Körperfunktionen (Herzfrequenz, Verdauung, Atmung u. a.) und sorgt dafür, dass wir uns schnell an wechselnde Situationen anpassen können. Dieser Autopilot (auch **Bauchhirn** genannt) gerät beim Long-Covid-Syndrom, aber auch durch unsere hektische Welt, in der wir sehr häufig chronischem Stress und emotionalen Belastungen ausgesetzt sind, aus dem Gleichgewicht (s. auch ▶ Abschn. 3.18).

Mit den Methoden der TCM versucht man, dieses **Gleichgewicht (von Yin und Yang)** in der Balance zu halten (Maciocia 2023). In der modernen westlichen Medizin sind mit Yin der Parasympathikus und mit Yang der Sympathikus gemeint. Chronischer Stress und das Long-COVID-Syndrom können zu einer Überreaktion des sympathischen Nervensystems führen und mit langfristigen negativen gesundheitlichen Folgen einhergehen, insbesondere mit vegetativen Fehlfunktionen und chronischen Entzündungsreaktionen in Körper und Gehirn.

Diese Entzündungsreaktionen entstehen durch das Virus selbst und durch das Stresshormon **Cortisol**. Ein chronisch erhöhter Cortisol-Spiegel im Blut und im Gewebe kann viele Körperfunktionen schwächen. Daher muss ein erhöhter Cortisol-Spiegel gesenkt werden, um Folgeschäden vom Körper abzuwenden.

3.17.2 Implantat-Akupunktur und Vagusnervstimulation

Beim Long-COVID-Syndrom sollten vor allem ausleitende Verfahren wie Ruhe, Entspannung und Akupunktur angewendet werden (s. auch ▶ Kap. 4). Implantat-Akupunktur kann den Genesungsprozess unterstützen, da die Stressreaktionen im Körper und erhöhte Cortisol-Spiegel über Mini-Implantate beeinflusst werden können. Durch die Implantate wird die Freisetzung körpereigener Botenstoffe (z. B. von **Acetylcholin** und **Endorphinen**) innerhalb des ZNS angeregt, die das schädliche Cortisol neutralisieren (◘ Abb. 3.28). Hierbei kommen entweder Implantate

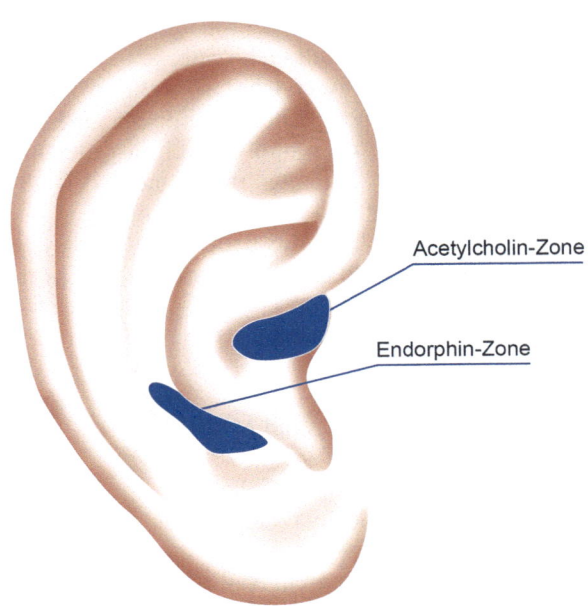

Abb. 3.28 Relevante Zonen für die Implantat-Akupunktur beim Long-COVID-Syndrom

aus medizinischem Rein-Titan oder bioresorbierbare Implantate zum Einsatz, die sich nach wenigen Monaten von selbst wieder auflösen (s. auch ▶ Kap. 2).

Die Implantat-Akupunktur führt insbesondere zu einer **Stimulation des Nervus vagus**, durch die das cholinerge System (Acetylcholin) aktiviert und Entzündungen im Körper reduziert werden können.

Die Methode ist risikoarm in der Anwendung und frei von Wechselwirkungen mit anderen Erkrankungen oder Medikamenten (▶ Kap. 2). Die Implantate sind weder sicht- noch spürbar, da sie einen Durchmesser von nur 0,78 mm aufweisen.

Ziele einer Implantat-Akupunktur beim Long-COVID-Syndrom
— Herstellung eines immunologischen Gleichgewichts
— Regulation des vegetativen Nervensystems
— Verbesserung der Acetylcholin-Funktion
— Reduzierung von Stressreaktionen in Körper und Gehirn

Zusammenfassung

Implantat-Akupunktur kann sehr wirksam beim Long-COVID-Syndrom sowie auch bei anderen Autoimmunerkrankungen angewendet werden. Das Verfahren kann Stress- und Entzündungsreaktionen in Körper und Gehirn reduzieren. Hierdurch kann die natürliche Selbstregulation des vegetativen Nervensystems wiederhergestellt werden.

3.18 Erschöpfung und Burn-out

Implantat-Akupunktur kann sehr wirksam und nachhaltig bei Erschöpfung und Burn-out-Symptomen eingesetzt werden. Bei diesem Verfahren werden entweder Mini-Implantate aus medizinischem Rein-Titan oder selbstauflösende Implantate in bestimmte Bereiche der Ohrmuschel eingesetzt, um die Freisetzung körpereigener Botenstoffe (z. B. von Endorphinen und Dopamin) anzuregen. Hierdurch können Stressreaktionen des Körpers reduziert und die Ausschüttung von Cortisol innerhalb des Gehirns herabgesetzt werden.

3.18.1 Ursachen

Wir leben in einer stressigen Welt. Viele Menschen sind mit einer Vielzahl von Herausforderungen konfrontiert, die Stress auslösen können, darunter beruflicher Druck, finanzielle Unsicherheiten, soziale Erwartungen, technologische Überforderungen und globale Probleme wie der Klimawandel oder politische Konflikte.

Die Geschwindigkeit des modernen Lebens, der ständige Informationsfluss und die Erwartung, immer erreichbar zu sein, tragen ebenfalls zu einer erhöhten Stressbelastung bei. Gleichzeitig haben viele Menschen Schwierigkeiten, Zeit für Entspannung, Achtsamkeit und soziale Kontakte zu finden, die ganz wichtig für das persönliche Wohlbefinden sind (Hillert et al. 2020).

In wissenschaftlichen Untersuchungen wurden die folgenden **Hauptstressfaktoren** identifiziert:
- Zu viel Arbeit
- Termindruck
- Informationsflut
- Mangelnde Anerkennung und Konflikte mit Kollegen und Vorgesetzten
- Finanzielle Unsicherheiten
- Unzureichende Vereinbarkeit von Familie und Beruf
- Pflege eines Angehörigen
- Hohe Ansprüche an sich selbst (meist unbewusst)
- Private Konflikte
- Kindererziehung

Stress hat tiefgreifende Auswirkungen auf unseren Körper. Das Hauptstresshormon **Cortisol** wird bei chronischem Stress viel zu stark und zu häufig aus der Nebenniere in die Blutbahn freigegeben. Hohe Cortisol-Spiegel schädigen den Körper, das Gehirn und das ZNS. Dies führt unweigerlich zu den folgenden Gefährdungen:
- **Herz-Kreislauf-System:** Stress geht mit einem erhöhten Risiko für Bluthochdruck, Herzinfarkt und Schlaganfall einher.
- **Immunsystem:** Chronisch erhöhte Cortisol-Spiegel schwächen die Abwehrkräfte, was zu einer erhöhten Anfälligkeit für Infektionen und Allergien führen kann.

- **Verdauung:** Stress kann zu Magen-Darm-Problemen wie Reizdarmsyndrom oder Magengeschwüren führen.
- **Nervensystem:** Dauerhafte Überlastung kann zu Schlafstörungen, Angstzuständen und Depressionen führen.
- **Muskulatur:** Anhaltende Anspannung der Muskulatur kann Schmerzen, besonders in Nacken, Rücken und Schultern, verursachen.
- **Gehirn:** Chronischer Stress beeinträchtigt das Gedächtnis und die Konzentrationsfähigkeit und kann das Risiko für neurodegenerative Erkrankungen und andere neurologische Störungen erhöhen.

Darüber hinaus kann chronischer Stress auch zu emotionaler Instabilität, gesteigerter Reizbarkeit und Freudlosigkeit führen. Zur Unterdrückung dieser Stressreaktionen greifen viele Menschen dann sehr häufig zu Alkohol, Nikotin, ungesundem Essen oder auch exzessiven sportlichen Aktivitäten.

Trotz vieler Möglichkeiten der Kompensation, z. B. durch Entspannungstechniken, Bewegung, gesunde Ernährung oder auch Coaching, sind viele Menschen in einer **Endlosschleife des Stresses** gefangen und verlieren somit wertvolle Zeit für die eigene Zukunft (Maciocia 2020).

3.18.2 Implantat-Akupunktur

Eine Behandlung mit Akupunktur oder Implantat-Akupunktur kann Stressreaktionen im Körper zum Teil erheblich reduzieren. Viele wissenschaftliche Untersuchungen belegen zudem einen regulierenden und ausgleichenden Effekt der Akupunktur auf den gesamten Körper und das ZNS.

Bei der Implantat-Akupunktur werden Dauerimplantate in bestimmte Bereiche des äußeren Ohres gesetzt. Vorteilhaft ist hierbei, dass diese Implantate eine viel längere und nachhaltigere Stimulation ermöglichen als die klassischen Akupunkturverfahren.

Bei der Implantat-Akupunktur werden entweder Mini-Implantate aus medizinischem Rein-Titan oder selbstauflösende Implantate an bestimmte Ohrzonen gesetzt (▶ Kap. 2). Diese Implantate lösen über feine Äste des ZNS Impulse aus, die die Freisetzung von Botenstoffen (insbesondere **Dopamin** und **Endorphine**) innerhalb des ZNS anregen können (◘ Abb. 3.29).

In Deutschland wurden bisher mehr als 10.000 Patienten mit Implantat-Akupunktur behandelt. Die Methode ist risikoarm und löst auch keine Wechselwirkungen mit anderen Erkrankungen oder Medikamenten aus. Die Implantate sind weder sicht- noch spürbar, da sie einen Durchmesser von nur 0,78 mm aufweisen.

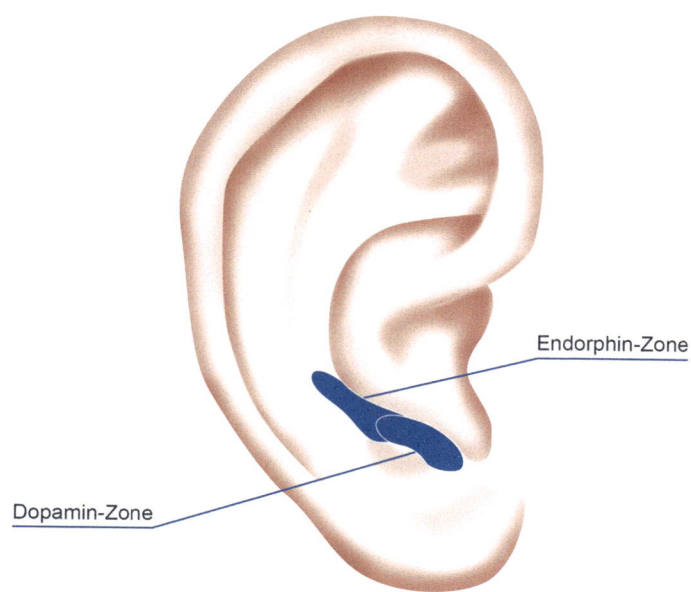

◘ **Abb. 3.29** Relevante Zonen für die Implantat-Akupunktur bei Erschöpfung und Burn-out

Ziele einer Implantat-Akupunktur bei Erschöpfung und Burn-out
— Herstellung eines immunologischen Gleichgewichts
— Regulation des vegetativen Nervensystems
— Reduzierung von Stressreaktionen im Körper

■ **Zusammenfassung**
Implantat-Akupunktur kann sehr wirksam bei Erschöpfung und Burn-out eingesetzt werden. Durch die Implantate kann die Freisetzung körpereigener Botenstoffe im Gehirn angeregt werden, die eine ausgleichende, selbstregulierende und schützende Wirkung auf den Körper und das ZNS entfalten.

3.19 Fibromyalgie

Die Symptome der Fibromyalgie können wirksam mit Implantat-Akupunktur reduziert werden. Hierbei werden Mini-Implantate in definierte Zonen des äußeren Ohres gesetzt, um die vermehrte Freisetzung körpereigener Botenstoffen und Neurotransmittern innerhalb des ZNS anzuregen. Vor allem Endorphine und Dopamin können Schmerzen, Müdigkeit, Schlafstörungen sowie auch kognitive Beeinträchtigungen reduzieren. Dieses Verfahren wirkt dauerhafter, stärker und nachhaltiger als die klassischen Akupunkturverfahren.

3.19.1 Symptome und Ursachen

Fibromyalgie ist eine chronische Schmerzerkrankung, die durch weit im ganzen Körper verbreitete Schmerzen, dauerhafte Müdigkeit und eine erhöhte Empfindlichkeit auf Druck oder andere Reize gekennzeichnet ist. Sie gehört zu den funktionellen Schmerzsyndromen, da keine sichtbaren Entzündungen oder Gewebeschäden vorliegen (Berg 2003).

Folgende **Symptome** der Fibromyalgie können vorliegen:
- Chronische Schmerzen: Schmerzen in Muskeln, Gelenken und Weichteilen (Tender Points)
- Müdigkeit und Erschöpfung: dauerhafte Erschöpfung, unabhängig davon, wie lange Betroffene geschlafen haben
- Schlafstörungen: ein nicht erholsamer Schlaf oder Schlafprobleme, wodurch die Symptome weiter verstärkt werden
- Kognitive Probleme: Schwierigkeiten bei Konzentration, Gedächtnis und klarer Denkfähigkeit
- Weitere Symptome: Steifheit, Reizdarmsyndrom, Kribbeln, Taubheitsgefühle, Empfindlichkeit gegenüber Licht, Geräuschen oder Gerüchen

Die genauen Ursachen der Fibromyalgie sind nicht vollständig geklärt, aber es gilt als gesichert, dass eine **Fehlregulation der Schmerzverarbeitung** im ZNS eine zentrale Rolle spielt. Genetische, physische und psychische Faktoren sowie Stress können die Erkrankung mit beeinflussen.

Die **Diagnose** wird meist klinisch gestellt, basierend auf den Symptomen und dem Ausschluss anderer Erkrankungen. Es gibt keine spezifischen Labortests oder bildgebenden Verfahren zur Bestätigung der Diagnose.

Die Fibromyalgie ist nicht heilbar, aber die Symptome können durch verschiedene Maßnahmen gelindert werden. Hierbei sollten Medikamente, Physiotherapie, Psychotherapie und Lebensstiländerungen angewendet werden (Uexküll 2025).

3.19.2 Implantat-Akupunktur

Eine neuere Methode zur Behandlung der Fibromyalgiesymptome stellt die Implantat-Akupunktur (Neurostimulation) dar. Hierbei werden Mini-Implantate in bestimmte Bereiche des äußeren Ohres eingesetzt, um die vermehrte Freisetzung körpereigener Botenstoffe (vor allem von Endorphinen und Dopamin) anzuregen, damit die fehlregulierte Schmerzverarbeitung und auch die kognitiven Funktionen verbessert werden können. Bei diesem Verfahren wird somit versucht, die körpereigene **Selbstregulation des ZNS** von außen durch eine Neurostimulation wiederherzustellen (◘ Abb. 3.30).

Zum Einsatz kommen entweder Implantate aus medizinischem Rein-Titan oder resorbierbare Implantate, die sich nach wenigen Monaten wieder von selbst und ohne Rückstände auflösen. Die Methode ist risikoarm in der Anwendung. Es

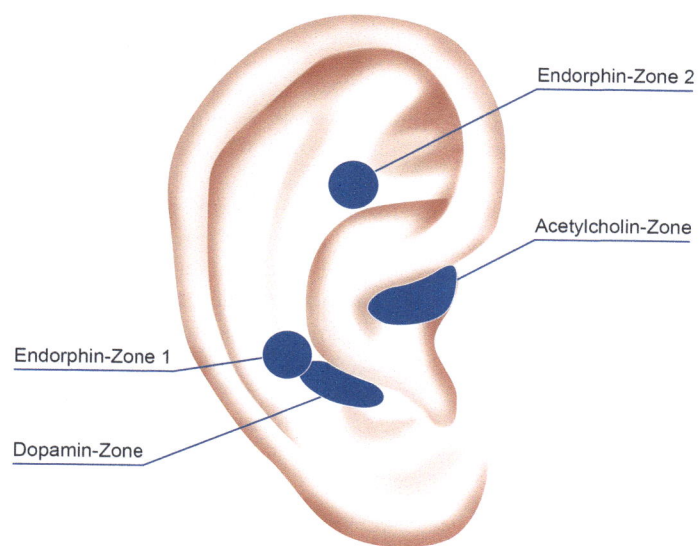

Abb. 3.30 Relevante Zonen für die Implantat-Akupunktur bei Fibromyalgie

gibt keine Wechselwirkungen mit anderen Erkrankungen oder Medikamenten. Die Implantate sind weder sicht- noch spürbar, da sie einen Durchmesser von nur 0,78 mm aufweisen (▶ Kap. 2).

> **Ziele einer Implantat-Akupunktur bei Fibromyalgie**
> — Unterdrückung der überschießenden Schmerzverarbeitung
> — Regulierung des vegetativen Nervensystems und des ZNS
> — Verbesserung der kognitiven Funktionen

■ **Zusammenfassung**

Durch die Implantat-Akupunktur können körpereigene Botenstoffe, vor allem Dopamin und Endorphine, innerhalb des ZNS freigesetzt werden. Hierdurch können die fehlregulierte Schmerzverarbeitung bei Fibromyalgie verbessert und ggf. auch die Selbstregulation des vegetativen Nervensystems wieder angeregt werden.

3.20 Angstsyndrome

Angstsyndrome entstehen durch ein Ungleichgewicht von Neurotransmittern (Botenstoffen) innerhalb des ZNS. Dieses Ungleichgewicht kann durch Neurostimulation bzw. durch Implantat-Akupunktur gebessert werden. Hierbei werden Mini-Implantate an definierte Zonen des äußeren Ohres gesetzt, um die Regulation von Botenstoffen wie Serotonin, Noradrenalin und Endorphinen zu normalisieren.

3.20.1 Ursachen

Angstsyndrome wie die generalisierte Angststörung, Panikattacken, soziale Angststörungen oder spezifische Phobien haben komplexe und vielschichtige Ursachen. Sie entstehen durch das Zusammenspiel der folgenden Faktoren:
1. **Biologische Faktoren:**
   - Genetische Veranlagung: Eine familiäre Häufung von Angststörungen deutet darauf hin, dass genetische Faktoren eine Rolle spielen können.
   - Neurotransmitterungleichgewicht: Veränderungen der Ausschüttung von Botenstoffen im Gehirn, insbesondere von Serotonin, Noradrenalin und Endorphinen, können zu einer verstärkten Angstreaktion führen.
   - Überaktivität der Amygdala: Die Amygdala (ein Kerngebiet im medialen Temporallappen) ist für die Verarbeitung von Angst und Emotionen verantwortlich und kann bei Menschen mit Angststörungen überempfindlich getriggert sein.
2. **Psychologische Faktoren:**
   - Frühere Erfahrungen: Traumatische Erlebnisse (z. B. Missbrauch, Verlust, schwere Krankheiten) können das Risiko für Angststörungen erhöhen.
   - Lernprozesse: Angst kann „erlernt" werden, z. B. durch Beobachtung von ängstlichem Verhalten in der Familie oder durch negative Erfahrungen.
   - Kognitive Verzerrungen: Menschen mit Angststörungen neigen dazu, harmlose Situationen als bedrohlich wahrzunehmen oder Gefahren zu überschätzen.
3. **Soziale und Umweltfaktoren:**
   - Stress: Chronischer Stress, berufliche Überforderung oder familiäre Konflikte können die Entwicklung von Angststörungen begünstigen.
   - Isolation: Soziale Isolation oder mangelnde Unterstützung durch das Umfeld können Ängste verstärken.
   - Kulturelle Faktoren: Gesellschaftliche Normen oder Erwartungen können Ängste begünstigen, z. B. soziale Ängste durch Leistungsdruck oder Perfektionismus.

Angstsyndrome entstehen selten allein durch einen einzigen Faktor, sondern sind zumeist das Ergebnis einer Kombination von biologischen, psychologischen und sozialen Einflussfaktoren. Die genauen Ursachen können von Personen zu Personen sehr unterschiedlich sein, weshalb eine individuell angepasste Therapie (z. B. Psychotherapie, medikamentöse Therapie und Stressmanagement) entscheidend ist, um die Symptome zu lindern.

Der gemeinsame Nenner aller Angstsyndrome liegt im Ungleichgewicht der oben genannten Botenstoffe (vor allem **Serotonin**) und in der Überaktivität der **Amygdala**, einem funktionellen Bereich des Gehirns, der zentral an Emotionen, Gedächtnisbildung und Verhaltenssteuerung beteiligt ist.

Die Amygdala gehört zum limbischen System und ist eng mit vielen anderen Hirnarealen verbunden. Eine Überaktivität oder Fehlfunktion der Amygdala wird mit verschiedenen psychischen Störungen in Verbindung gebracht, u. a. Angststörungen, posttraumatischen Belastungsstörungen (PTBS) und Depressionen. Sie ist daher auch ein wichtiger Untersuchungsgegenstand in der neurologischen Forschung.

3.20.2 Implantat-Akupunktur

An dieser Stelle setzt die **Neurostimulation** (Implantat-Akupunktur) an. Bei diesem Verfahren werden Mini-Implantate aus medizinischem Rein-Titan oder selbstauflösende Implantate an definierte Zonen des äußeren Ohres gesetzt. Hierdurch können körpereigene Botenstoffe, insbesondere **Serotonin, Noradrenalin** und **Endorphine**, innerhalb des ZNS vermehrt freigesetzt werden, die das neurobiologische Gleichgewicht wiederherstellen können (◘ Abb. 3.31).

Bei Angstsyndromen kommt es immer zu einem **Mangel dieser Botenstoffe** innerhalb des zentralen Nervensystems (ZNS). Daher müssen diese Botenstoffe wieder vermehrt freigesetzt werden. Ziel einer Implantat-Akupunktur ist die signifikante Reduktion von Angstgefühlen sowie ggf. die Reduktion verabreichter Medikamente (z. B. Antidepressiva oder Neuroleptika).

Implantat-Akupunktur ist ein risikoarmes Verfahren. Wechselwirkungen mit anderen Erkrankungen oder Medikamenten sind nicht bekannt. Die Implantate sind weder sicht- noch spürbar, da sie einen Durchmesser von nur 0,78 mm aufweisen (▶ Kap. 2).

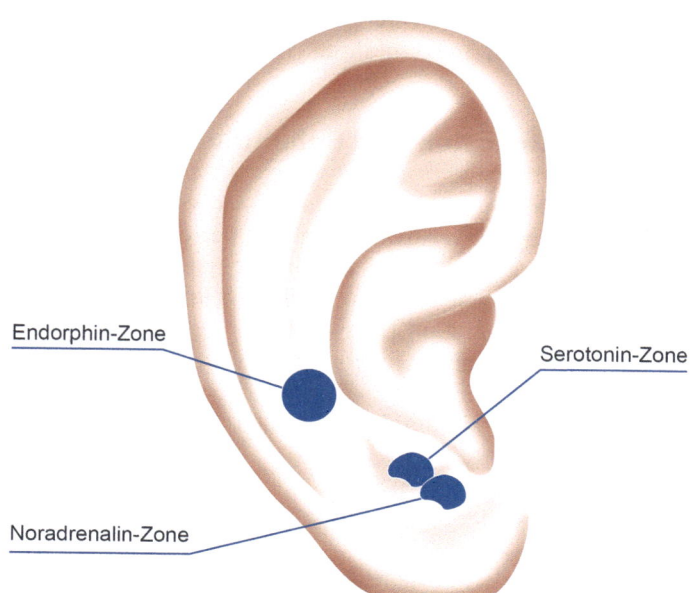

◘ Abb. 3.31 Relevante Zonen für die Implantat-Akupunktur bei Angstsyndromen

> **Ziele einer Implantat-Akupunktur bei Angstsyndromen**
> - Reduktion von Angstgefühlen
> - Herstellung eines Gleichgewichts von Botenstoffen innerhalb des zentralen Nervensystems
> - Regulation und Ausgleich des vegetativen Nervensystems
> - Reduzierung von Stressreaktionen im Körper und im Gehirn

■ **Zusammenfassung**

Implantat-Akupunktur (Neurostimulation) kann neben anderen Verfahren wirksam bei Angstsyndromen durchgeführt werden. Durch die Anregung und Freisetzung körpereigener Botenstoffe (insbesondere von Serotonin) kann es zu einer signifikanten Reduktion von Angstgefühlen kommen.

3.21 Tinnitus

Tinnitus ist ein komplexes neurologisches Phänomen, das nicht nur das Hörsystem, sondern auch andere zentralnervöse Funktionen innerhalb des Gehirns betreffen kann. Über Monate und Jahre entsteht (unbemerkt) ein Ungleichgewicht neurobiologischer Botenstoffe, was letztendlich zur Bahnung und Übererregung bestimmter Kerngebiete innerhalb des ZNS führt. Die Behandlung mit Implantat-Akupunktur zielt darauf ab, diese Übererregung zu dämpfen und herabzusetzen bzw. im Idealfall anhaltend herunterzufahren.

3.21.1 Symptome, Ursachen und Behandlung

Unter einem **Tinnitus** versteht man das Wahrnehmen von Geräuschen, die nicht durch eine äußere Schallquelle verursacht werden. Betroffene hören oft ein Summen, Pfeifen, Brummen, Zischen oder Klingeln in einem oder beiden Ohren. Die Lautstärke und der Ton können variieren, und manchmal tritt der Tinnitus-Ton auch rhythmisch oder pulsierend auf (Hesse 2016).

Folgende **Ursachen** von Tinnitus sind möglich:
1. Hörschäden (z. B. durch Lärm)
2. Mittelohrerkrankungen (z. B. durch Infektionen)
3. Durchblutungsstörungen
4. Stress und psychische Belastungen
5. Bestimmte Medikamente (z. B. hohe Dosen von Antibiotika oder Aspirin)

Die **Behandlung** hängt von der Ursache ab. Einige Ansätze sind:
1. Hörgeräte oder Geräuschmaskierer
2. Entspannungsübungen und Stressbewältigung
3. Akupunktur, um die Überstimulation des ZNS zu dämpfen
4. Medikamente, falls Durchblutungsprobleme beteiligt sind

Seit einigen Jahren ist es möglich Tinnitus mittels einer **funktionellen MRT-Darstellung** (fMRT) sichtbar zu machen. Hierbei sieht man in Echtzeit (bei laufender Bildgebung), welche Gehirnregionen betroffen sind. Tinnitus wird demnach verursacht, durch **abnorm hohe neuronale Aktivitäten** in den folgenden drei Gehirnregionen:
1. Primärer und sekundärer auditorischer Kortex: verantwortlich für die Weiterleitung von Schallwellen
2. Limbisches System: beteiligt an der emotionalen Verarbeitung und Deutung von Schallwellen
3. Präfrontaler Kortex: Anbahnung und Erzeugung von Aufmerksamkeit und Bewusstsein

Folglich ist Tinnitus ein komplexes neurologisches Phänomen, das nicht nur das Hörsystem, sondern auch andere neurobiologische Systeme und Kerngebiete (Nervenbahnen) innerhalb des Gehirns betrifft. Die erhöhte neuronale Aktivität bei Tinnitus ist das Ergebnis eines komplexen Zusammenspiels aus einer Übererregung im auditorischen Kortex, einem zu starken Anstieg von Stresshormon (vor allem von Cortisol) innerhalb des ZNS sowie einer emotionalen Verstärkung durch das limbische System. Diese Mechanismen machen Tinnitus nicht nur zu einem rein akustischen, sondern zu einem komplexen neurobiologischen Phänomen.

3.21.2 Implantat-Akupunktur und Vagusnervstimulation

Eine entsprechende Behandlung muss demnach darauf abzielen, die Überaktivität in diesen Gehirnabschnitten zu reduzieren und herunterzufahren. Hierbei hat sich in den letzten Jahren die Nervus-Vagus-Stimulation (VNS) bewährt, insbesondere wenn andere Behandlungsansätze (s. oben) nicht wirksam waren.

Der Nervus vagus ist der X. Hirnnerv. Er kann bei akutem oder chronischem Tinnitus durch seine Stimulation folgendermaßen regulierend wirken:
1. **Neuromodulation:** Die Stimulation des Nervus vagus kann abnormal hohe neuronale Aktivitäten innerhalb des Gehirns, die Tinnitus verursachen, reduzieren.
2. **Förderung der Plastizität des Gehirns:** Die Stimulation des Nervus vagus kann die Anpassungsfähigkeit des Gehirns auf den Tinnitus dergestalt modifizieren, dass dieser integriert wird.
3. **Stressreduktion:** Der Nervus vagus ist eng mit dem Parasympathikus verbunden, der für Entspannung und Stressabbau verantwortlich ist.

Die Stimulation des Nervus vagus (X. Hirnnerv) kann über eine Implantat-Akupunktur (Neurostimulation) durchgeführt werden. Hierbei werden Mini-Implantate aus medizinischem Rein-Titan oder selbstauflösende Implantate im Bereich der **Acetylcholin-Zone** gesetzt, um die Übererregung im auditorischen Kortex (Hörsystem) herunterzufahren (◘ Abb. 3.32).

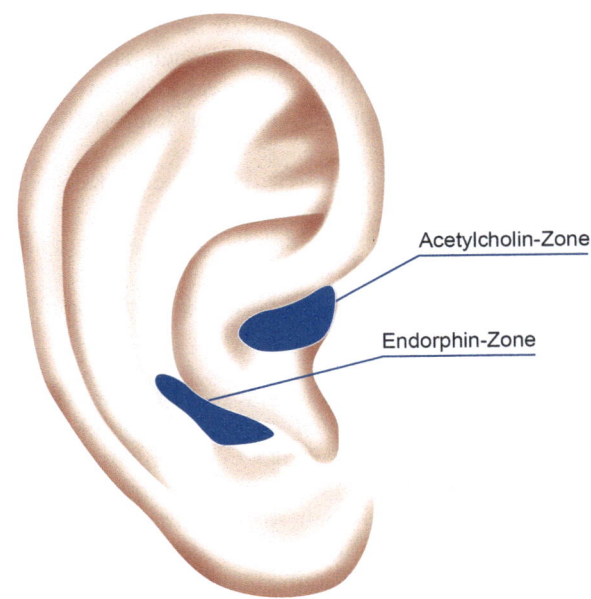

Abb. 3.32 Relevante Zonen für die Implantat-Akupunktur bei Tinnitus

Die Implantate können zudem dafür sorgen, dass ein Stressabbau im Gehirn sowie eine körperliche Entspannung eingeleitet werden kann. Dies geschieht über die vermehrte Freisetzung körpereigener **Endorphine**. Daher sollten auch gezielt Implantate in die Endorphin-Zone gesetzt werden (Abb. 3.32).

In der Praxis hat es sich bewährt, bei chronischem und länger bestehendem Tinnitus (> 6 Monate) eher Titan-Implantate zu verwenden, während bei akutem Tinnitus (< 6 Monate) eher selbstauflösende Implantate geeignet sind. Dies muss jedoch im Einzelfall zusammen mit den Patienten eingeschätzt werden.

Die Methode ist risikoarm für den Patienten, da die Implantate einen Durchmesser von nur 0,78 mm aufweisen (▶ Kap. 2). Implantat-Akupunktur hat auch keine Wechselwirkungen mit anderen Erkrankungen oder Medikamenten. Die Implantate sind weder sicht- noch spürbar.

Ziele einer Implantat-Akupunktur bei Tinnitus
- Signifikante Reduktion des Tinnitus-Tons
- Stimulation des Parasympathikus durch VNS
- Reduzierung von Stressreaktionen im Körper
- Schutz des ZNS vor weiteren Schäden

■ **Zusammenfassung**

Implantat-Akupunktur sollte den Nervus vagus stimulieren, um die Übererregung im auditorischen Kortex (Hörsystem) herunterzufahren. Zudem können durch diese Methode körpereigene Endorphine freigesetzt werden, die eine vermehrte Entspannung und einen Stressabbau im Körper erreichen.

3.22 Altersbedingte Makuladegeneration

Akupunktur und Implantat-Akupunktur werden in Europa schon seit Jahren bei der altersbedingten Makuladegeneration (AMD) angewendet. Diese Verfahren können die Fließeigenschaften des Blutes und die Durchblutung innerhalb des Augapfels verbessern, um insbesondere die typischen Eiweißablagerungen (Drusen) bei AMD zu verringern. Bei der Implantat-Akupunktur kommen hierbei entweder Mini-Implantate aus medizinischem Rein-Titan oder selbstauflösende Implantate zum Einsatz.

3.22.1 Formen und Ursachen

Die AMD entsteht durch eine schrittweise Schädigung der Makula, dem zentralen Bereich der Netzhaut im Auge, die für das scharfe Sehen verantwortlich ist. Es gibt zwei Grundformen der AMD, die trockene sowie die feuchte Form (Holz et al. 2011).

Bei der **trockenen Makuladegeneration** kommt es schleichend zu Proteinablagerungen (Drusen) unter der Netzhaut. Dieser schädliche Faktor führt zu einer Degeneration der lichtempfindlichen Zellen (Fotorezeptoren) und des darunterliegenden retinalen Pigmentepithels.

Diese Ablagerungen (Drusen) stören den Stoffaustausch zwischen der Netzhaut und ihrer Versorgungsstruktur, der Aderhaut. Hierdurch sterben Zellen in der Netzhaut ab. Dieser Prozess entwickelt sich langsam und kann zu einer deutlichen Reduktion des zentralen Sehvermögens führen. Mit der Zeit wirkt sich das schrittweise auf die folgenden Alltagsfunktionen aus:
— Autofahren
— Lesen
— Fernsehschauen
— Erkennen von Gesichtern
— Andere Aspekte des räumlichen Sehens

Darüber hinaus kann es auch zu einem **Verlust des Kontrastsehens** kommen. Es wird mit der Zeit immer schwieriger, Strukturen und Kontraste richtig und angemessen einzuschätzen. Dies kann zu großen Unsicherheiten beim Begehen von Gehwegen und Treppen führen. Es entsteht eine erhöhte Sturzgefahr.

Eine trockene AMD kann zudem die **Tiefenwahrnehmung** beeinträchtigen. Das richtige Bewerten von Abständen und Relationen zueinander wird mit der Zeit ebenfalls immer schwieriger.

Der Körper versucht deshalb, durch die Bildung von **neuen Blutgefäßen** die Versorgung der Netzhaut selbst zu unterstützen und zu verbessern. Diese neuen Blutgefäße sind aber zumeist von sehr unreifer und schlechter Qualität, sodass Blut und Flüssigkeiten aus diesen Gefäßen austreten und die Netzhaut dadurch weiter schädigen. So entsteht die **feuchte Makuladegeneration**.

Die Bildung dieser unreifen Blutgefäße wird durch den Wachstumsfaktor **VEGF (Vascular Endothelial Growth Factor)** ausgelöst. Durch das austretende Blut kommt es zu Schwellungen, Narbenbildung und weiteren Beeinträchtigungen der Netzhautstruktur. Diese Form der AMD kann sich schnell entwickeln und führt zu einem raschen Verlust der zentralen Sehschärfe.

Als Folge der Erkrankung berichten Patienten von einem verschwommen oder verzerrten Sehen (gerade Linien erscheinen wellig). Viele Betroffene haben dann Schwierigkeiten beim Lesen oder beim Erkennen von Gesichtern. Daher können Augenärzte nur versuchen die Bildung dieser unreifen Blutgefäße zu stoppen, indem man durch Augenspritzen (intraokulare Injektionen) den Wachstumsfaktor VEGF hemmt.

3.22.2 Implantat-Akupunktur

Neben den klassischen Behandlungsmethoden können bei AMD auch Akupunktur und Implantat-Akupunktur angewendet werden. Durch beide Verfahren kann die Durchblutung der Netz- und Aderhaut gesteigert werden. Hierdurch kann es zu einer verbesserten Perfusion der Makula kommen (Punkt des schärfsten Sehens). Dies könnte dazu beitragen, den fortschreitenden Sehverlust zu verlangsamen oder sogar teilweise wieder etwas rückgängig zu machen.

Bei der Implantat-Akupunktur werden hierzu Mini-Implantate aus medizinischem Rein-Titan oder selbstauflösende Implantate im Bereich der Ohrmuschel bzw. des Ohrläppchens eingesetzt. Hierbei handelt es sich um ein Verfahren, das in einer Sitzung durchgeführt werden kann (◘ Abb. 3.33).

Eine Reihe von Patienten haben positive Erfahrungen mit Implantat-Akupunktur bei AMD gemacht. Sie berichteten, dass es nach der Behandlung zu einer Verbesserung der Sehkraft gekommen sei, die sich in der Fähigkeit zeige, Gesichter wieder besser zu erkennen. Andere Patienten berichteten, dass die Teilnahme am alltäglichen Leben, z. B. das Fernsehschauen, wieder besser wurde.

Implantat-Akupunktur sollte als ergänzende Therapie betrachtet werden und nicht als Ersatz für die konventionelle Behandlung. Der Augenarzt muss weiter konsultiert werden, um den aktuellen Augenstatus zu ermitteln und um den Verlauf der Erkrankung zu beurteilen.

Die Behandlung der AMD mit Implantat-Akupunktur ist risikoarm für Patienten. Es gibt auch keine Wechselwirkungen mit anderen Erkrankungen oder Medikamenten. Die Implantate sind weder sicht- noch spürbar, da sie einen Durchmesser von nur 0,78 mm aufweisen.

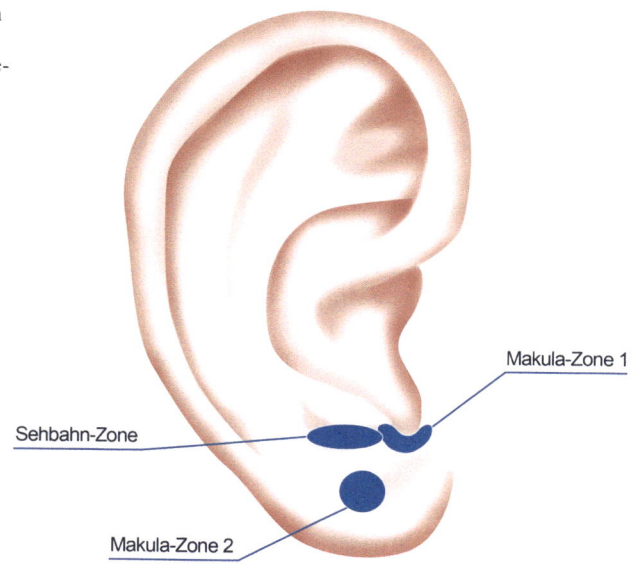

Abb. 3.33 Relevante Zonen für die Implantat-Akupunktur bei altersbedingter Makuladegeneration (AMD)

> **Ziele einer Implantat-Akupunktur bei AMD**
> — Verbesserung der Fließeigenschaften des Blutes
> — Verbesserung der Durchblutung innerhalb der Netz- und Aderhaut
> — Verbesserung der Sehkraft am Punkt des schärfsten Sehens
> — Verminderung der Anzahl intraokularer Injektionen

■ **Zusammenfassung**

Implantat-Akupunktur kann bei AMD zu einer Verbesserung der Durchblutung innerhalb der Netz- und Aderhaut führen. Darüber hinaus können auch die Mikrozirkulation und die Sauerstoffversorgung dieser Areale verbessert werden. Diese Faktoren tragen zu einer Verbesserung des Hirnstoffwechsels, der Energieproduktion innerhalb der Fotorezeptoren und der Stabilität der Gefäße bei. Somit kann die Erkrankung der trockenen und feuchten Makuladegeneration verlangsamt, ggf. gestoppt und in einigen Fällen sogar leicht verbessert werden.

3.23 Schlaganfall und Mini-Infarkte

Die körperlichen Folgen nach einem Schlaganfall, unabhängig davon, ob es sich um einen kleinen oder großen Infarkt gehandelt hat, können mit Implantat-Akupunktur gut behandelt werden. Hierbei werden Mini-Implantate aus medizinischem Rein-Titan oder auflösbare Implantate in definierte Ohrzonen gesetzt, um die vermehrte Freisetzung von Botenstoffen und Neurotransmittern anzuregen, die die Durchblutung und Sauerstoffversorgung des Gehirns verbessern können.

3.23.1 Wirkungen von Akupunktur

Es gibt viele wissenschaftliche Untersuchungen und zahlreiche Hinweise dafür, dass Akupunktur bei der Behandlung von Patienten nach einem Schlaganfall sehr unterstützend und hilfreich wirken kann. Insbesondere zur Reduktion der typischen Schlaganfallsymptome und zur Förderung der Lebensqualität gibt es die folgenden Anhaltspunkte:
1. Verbesserung der Beweglichkeit der Extremitäten
2. Schmerzlinderung nach Schlaganfall
3. Förderung der Genesung durch Bereitstellung von mehr Energie
4. Verbesserung von Schlafstörungen
5. Stimmungsaufbau durch Freisetzung von Dopamin

Akupunktur wird grundsätzlich als ergänzende Therapie zusammen mit konventionellen Behandlungsmethoden bei Zustand nach Schlaganfall empfohlen. Hierbei kann insbesondere eine klassische Akupunktur oder eine Schädelakupunktur nach Yamamoto eingesetzt werden.

In den letzten Jahren ist auch die Implantat-Akupunktur, eine Form der **Neurostimulation über das Ohr**, bei Patienten nach Schlaganfall zunehmend mit Erfolg eingesetzt worden.

3.23.2 Implantat-Akupunktur

Im Unterschied zu den klassischen Akupunkturverfahren werden bei der Implantat-Akupunktur entweder Implantate aus medizinischem Rein-Titan oder selbstauflösende Implantate verwendet, die in definierte Zonen des äußeren Ohres gesetzt werden. Durch diese Implantate kann die Freisetzung körpereigener Botenstoffe und Neurotransmitter angeregt werden, die die Durchblutung und Sauerstoffversorgung von Hirnarealen verbessern können (◘ Abb. 3.34).

Viele Patienten entscheiden sich bei Zustand nach Schlaganfall für **resorbierbare (auflösbare) Implantate**, die sich nach 18 Monaten wieder von selbst auflösen (► Kap. 2). Die Methode ist risikoarm und frei von Wechselwirkungen mit anderen Erkrankungen oder Medikamenten. Die Implantate sind weder sicht- noch spürbar, da sie einen Durchmesser von nur 0,78 mm aufweisen.

- **Zusammenfassung**

Implantat-Akupunktur kann als wirksame Ergänzung zur konventionellen Behandlung nach einem Schlaganfall empfohlen werden. Durch die Behandlung können die Durchblutung und Sauerstoffversorgung des Gehirns verbessert, Schmerzen reduziert und motorische Bewegungsfunktionen erleichtert werden.

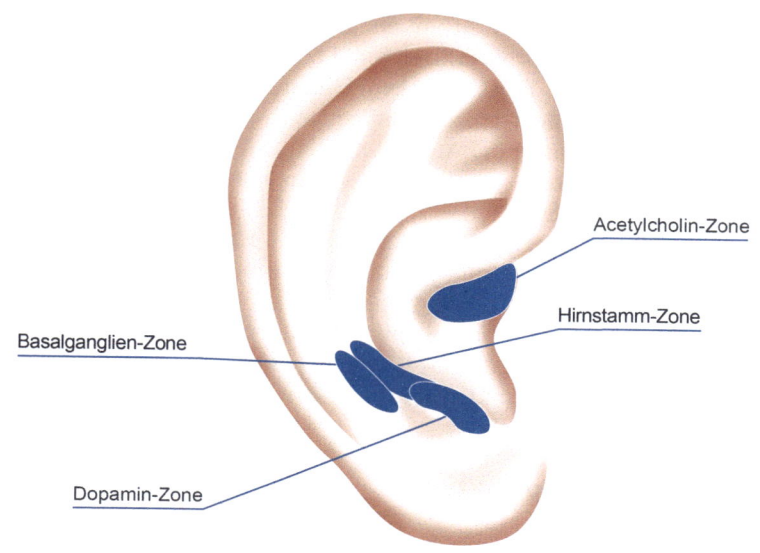

◘ Abb. 3.34 Relevante Zonen für die Implantat-Akupunktur nach Schlaganfall

3.24 Übergewicht

Implantat-Akupunktur kann helfen, Übergewicht (Adipositas) und Heißhunger zu reduzieren. Hierbei werden Mini-Implantate im Bereich des äußeren Ohres gesetzt, um den Stoffwechsel und die Fettverbrennung anzukurbeln und zu steigern.

3.24.1 Strategien zur Gewichtsreduktion

Eine Gewichtsreduktion scheitert oft daran, dass die Betroffenen nur eine Hoffnung, aber keine wirksame **Strategie** hinter diesem Ziel ansteuern.

Dennoch haben sich in den letzten 10 Jahren zwei grundlegende Strategien etabliert, die nachweislich Übergewicht und Heißhunger deutlich verringern können:
1. Abends kein Verzehr von Kohlenhydraten
2. 16:8-Strategie (nur 2× am Tag Essen aufnehmen)

Bei **Strategie 1** kommt es darauf an, „vor" 15 Uhr ausreichend (aber auch nicht zu viele) Kohlenhydrate aufzunehmen, damit man danach keine oder nur sehr wenige Kohlenhydrate zuführen muss. Der Verzicht auf Kohlenhydrate „nach" 15 Uhr steigert den Stoffwechsel und kurbelt damit die Verbrennung überschüssiger Pfunde (Fette) an. Hierbei muss jede Person für sich herausfinden, wie viele Kohlenhydrate (Reis, Nudeln, Kartoffeln oder Brot) man „vor" 15 Uhr essen darf, damit man „nach" 15 Uhr weitestgehend auf diese verzichten kann. In der Praxis hat sich gezeigt, dass insbesondere Frauen aufpassen müssen, nicht zu viele Kohlenhydrate „vor" 15 Uhr aufzunehmen, da Kohlenhydrate bei Frauen schneller und häufiger zu einer Gewichtszunahme führen als bei Männern.

Bei **Strategie 2** kommt es darauf an, nur 2 x am Tag zu essen (z. B. um 12 und 20 Uhr). Hierbei muss die erste Mahlzeit am Tag ausreichend Kohlenhydrate enthalten, damit in der zweiten Tageshälfte kein Heißhunger aufkommt. Auch bei dieser Strategie sollte die zweite Mahlzeit nur wenige Kohlenhydrate enthalten.

Beide Strategien benötigen die Aufstellung und Einhaltung eines **individuellen Ernährungsplans**, damit keine Fehler oder Irrtümer bezüglich der verwendeten Nahrungsmittel aufkommen.

Beide Strategien erfordern die Einhaltung des Essens in bestimmten **Zeitfenstern**, damit die Fettverbrennung und die Steigerung des Stoffwechsels optimal erfolgen kann.

Neben der Gewichtsreduktion berichten viele Patienten auch von einem erheblich gesteigerten Wohlbefinden, da eine Gewichtsreduktion den Schlaf, die Verdauung und viele andere Körperfunktionen verbessern kann.

3.24.2 Implantat-Akupunktur

Eine Dauerakupunktur (Implantat-Akupunktur) kann die Fettverbrennung steigern und damit eine Gewichtsreduktion wirksam unterstützen. Bei diesem Verfahren werden Mini-Implantate aus medizinischem Rein-Titan oder resorbierbare (selbstauflösende) Implantate in definierte Zonen des äußeren Ohres gesetzt. Die Implantate erfüllen hierbei zwei Funktionen:
1. Steigerung der Fettverbrennung und des Stoffwechsels
2. Ausschalten von Heißhunger und Heißhungerattacken

Die Implantate regen hierbei die Freisetzung bestimmter körpereigener Botenstoffe (Endorphine) und Hormone (Dopamin) im ZNS an. Hierdurch gelingt es dem Organismus leichter, die oben genannten Ernährungspläne einzuhalten, damit Körperfett verbrannt werden kann (◘ Abb. 3.35).

Die Anwendung dieser Methode bei Übergewicht ist neuartig und hat sich über die letzten Jahre sehr bewährt. Das Verfahren ist risikoarm (s. auch ► Kap. 2). Es gibt keine Wechselwirkungen mit anderen Erkrankungen oder Medikamenten. Die Implantate sind weder sicht- noch spürbar, da sie einen Durchmesser von nur 0,78 mm aufweisen.

■ **Zusammenfassung**
Durch Implantat-Akupunktur können körpereigene Botenstoffe und Hormone im Körper freigesetzt werden, die den Stoffwechsel und die Fettverbrennung anregen. Daher eignet sie sich sehr gut zur Behandlung von Übergewicht.

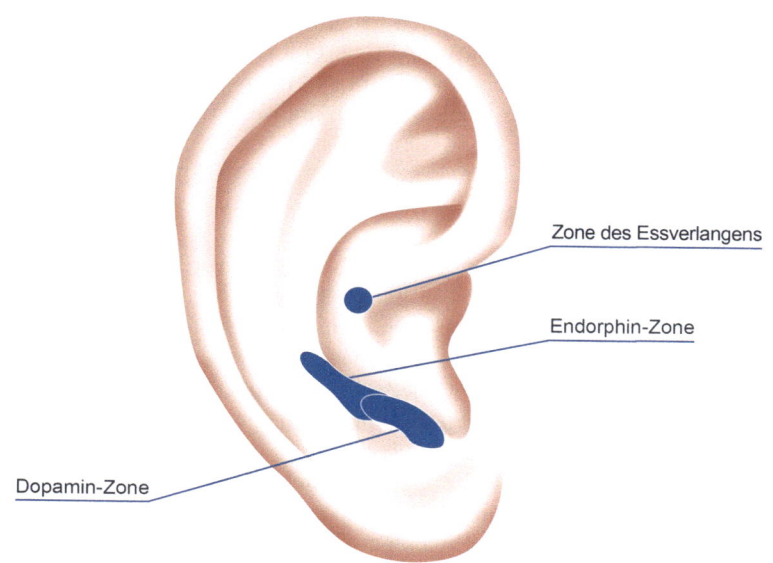

◘ **Abb. 3.35** Relevante Zonen für die Implantat-Akupunktur bei Übergewicht

3.25 Suchterkrankungen

Implantat-Akupunktur (Neurostimulation) kann Suchtgedanken und -verhalten signifikant reduzieren. Durch Mini-Implantate kann körpereigenes Dopamin innerhalb des ZNS freigesetzt werden. Dieses dockt schneller und länger an die Dopamin-Rezeptoren an als Suchtstoffe. Somit wird dem Suchtverhalten eine entscheidende Grundlage entzogen, da die Dopamin-Rezeptoren bereits besetzt sind.

3.25.1 Entstehung

Suchtgedanken und -verhalten entstehen durch das komplexe Zusammenspiel biologischer, psychologischer und sozialer Einflussfaktoren. Sucht kann keinesfalls allein auf fehlende Willenskraft zurückgeführt werden.

Es erfordert ein Verständnis der zugrunde liegenden Mechanismen sowie häufig auch professionelle Hilfe, um den Suchtkreislauf zu durchbrechen. Die wichtigsten Mechanismen für die Entstehung von Süchten sind folgende:

1. **Biologische Grundlagen:**
   - **Belohnungssystem im Gehirn:** Substanzen wie Alkohol, Drogen, Nikotin oder auch bestimmte Verhaltensweisen (z. B. Glücksspiel, exzessives Essen) aktivieren das Belohnungssystem des Gehirns. Dabei wird der Neurotransmitter Dopamin ausgeschüttet, was ein Gefühl von Lust und Wohlbefinden erzeugt.
   - **Toleranzentwicklung:** Mit der Zeit benötigt das Gehirn eine immer größere Menge der Substanz

oder des Verhaltens, um denselben Effekt zu erzielen.
- **Abhängigkeit:** Die wiederholte Aktivierung des Belohnungssystems kann Hirnfunktionen verändern. Dies kann zu einem Verlust der Kontrolle und einer körperlichen und psychischen Abhängigkeit führen.
2. **Psychologische Faktoren:**
- **Stressbewältigung:** Viele Menschen greifen zu Suchtmitteln oder Suchtverhalten, um Stress, Ängste oder andere emotionale Belastungen zu bewältigen.
- **Positive Verstärkung:** Die anfänglichen positiven Effekte (z. B. Entspannung, Euphorie) verstärken das Verhalten.
- **Negative Verstärkung:** Suchtverhalten wird fortgesetzt, um Entzugssymptome oder unangenehme Gefühle zu vermeiden.
- **Gewohnheiten:** Regelmäßige Wiederholung führt zu automatisierten Verhaltensmustern, die schwer zu durchbrechen sind.
3. **Soziale und Umweltfaktoren:**
- **Verfügbarkeit:** Der einfache Zugang zu Suchtmitteln oder -verhalten erhöht die Wahrscheinlichkeit einer Abhängigkeit.
- **Einfluss von Familie und Freunden:** Soziale Netzwerke können den Gebrauch von Suchtmitteln fördern oder hemmen.
- **Kulturelle und gesellschaftliche Normen:** Die gesellschaftliche Akzeptanz von bestimmten Substanzen (z. B. von Alkohol) kann die Entwicklung einer Sucht fördern.

Aus der Verknüpfung dieser Faktoren kann über die Zeit ein unheilvoller **Kreislauf der Sucht** entstehen. Dieser Kreislauf besteht aus Auslösern (A), Konsum (B) und Entzugssymptomen (C). Um ein Suchtverhalten signifikant zu unterbinden, muss dieser Kreislauf wirksam durchbrochen werden.

Aus neurobiologischer Sicht entsteht Suchtverhalten dadurch, dass **Millionen von Dopamin-Rezeptoren** innerhalb des ZNS nicht besetzt sind. Diese unbesetzten Dopamin-Rezeptoren können permanent Suchtgedanken und nachfolgend automatisierte Verhaltensmuster (Suchtverhalten) auslösen. Daher versuchen die Betroffenen, über Suchtstoffe oder über ein bestimmtes Suchtverhalten diese Rezeptoren mit Dopamin zu besetzen, um ihr Verlangen zu befriedigen.

3.25.2 Implantat-Akupunktur

Ein neuartiger Ansatz bei Abhängigkeit und Sucht ist die gezielte Form der Neurostimulation (Implantat-Akupunktur). Hierbei werden entweder Mini-Implantate aus medizinischem Rein-Titan oder resorbierbare (selbstauflösende) Implantate in definierte Zonen des äußeren Ohres gesetzt (◘ Abb. 3.36), um die vermehrte Freisetzung von **körpereigenem Dopamin** innerhalb des Gehirns anzuregen, ohne Suchtstoffe oder Suchtverhalten. Zusätzlich sollte bei Suchterkrankungen auch die Acetylcholin-Zone stimuliert werden.

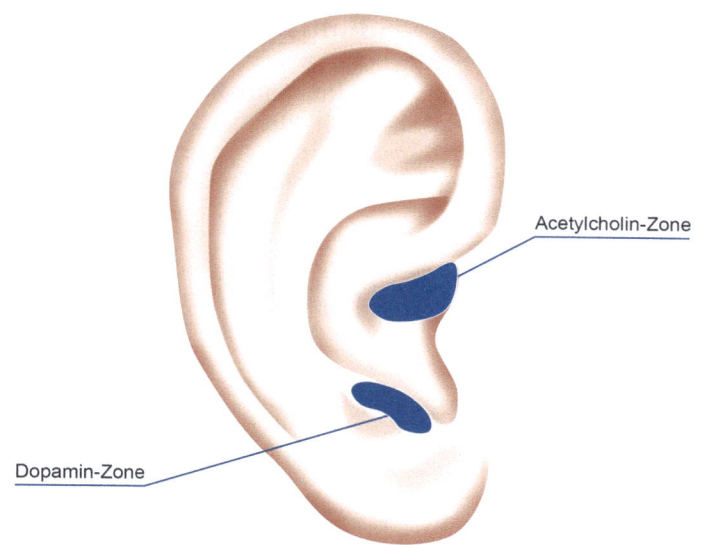

Abb. 3.36 Relevante Zonen für die Implantat-Akupunktur bei Suchterkrankungen

Folglich kann Sucht an der dritten Stelle im Kreislauf der Sucht durch eine spürbare Reduktion von Entzugssymptomen (C) durchbrochen werden. Durch körpereigenes Dopamin werden Dopamin-Rezeptoren schneller und länger besetzt als durch Suchtstoffe wie Alkohol oder Nikotin, sodass signifikant weniger Suchtgedanken ausgelöst werden. Hiermit wird der Sucht bzw. dem Suchtverhalten eine wesentliche Grundlage entzogen.

Daneben ist eine **Veränderungsbereitschaft** des Patienten eine weitere wichtige Voraussetzung. Über die Zeit der Abhängigkeit haben sich eingefahrene Verhaltensmuster und Suchtgewohnheiten im Körper etabliert, die ebenfalls durchbrochen werden müssen. Daher müssen Arzt und Patient innerhalb der ersten 3 Monate in ständigem Austausch stehen, um auch diese Gewohnheiten zu durchbrechen.

Bei Nikotinabusus oder Essanfällen kann die Behandlung mit Implantat-Akupunktur ambulant durchgeführt werden. Bei Drogen- und Alkoholabusus ist zumeist eine stationäre Behandlung vorzuziehen.

Die Behandlung ist risikoarm und frei von Wechselwirkungen mit anderen Erkrankungen oder Medikamenten. Die Implantate sind weder sicht- noch spürbar, da sie einen Durchmesser von nur 0,78 mm aufweisen (▶ Kap. 2).

- **Zusammenfassung**

Die Implantat-Akupunktur ist eine Form der peripheren Hirnstimulation, die bei Suchterkrankungen als wichtiger Baustein der Therapie erfolgreich eingesetzt werden kann. Über die Freisetzung von körpereigenem Dopamin und die Besetzung der Dopamin-Rezeptoren werden Entzugssymptome vermindert und dem Suchtverlangen eine wesentliche Grundlage entzogen.

3.26 Übersicht über die Anwendungsgebiete

Die folgenden Erkrankungen können mit Implantat-Akupunktur behandelt werden. Die Implantat-Akupunktur ist aber nicht auf diese Indikationen beschränkt.

∎∎ **Übersicht über die Anwendungsgebiete der Implantat-Akupunktur**
Herz-Kreislauf-Erkrankungen:
— Hoher Blutdruck (Hypertonie)
— Koronare Herzerkrankung (KHK)
— Angina pectoris
— Roemheld-Syndrom
— Herzrhythmusstörungen
— Palpitationen

Atemwegserkrankungen:
— Asthma bronchiale
— Bronchitis
— Bronchopulmonaler Infekt
— Sinusitis
— Tonsillitis
— Parotitis

Neurologische Erkrankungen:
— Morbus Parkinson und essenzieller Tremor
— RLS
— MS
— Demenzerkrankung
— Schlaganfall
— Polyneuropathie
— Migräne

Gastrointestinale Erkrankungen:
— Übelkeit
— Gastritis
— Gallenentzündung
— Reizdarm
— Durchfall
— Verstopfung
— Morbus Crohn
— Colitis ulcerosa

Stoffwechselerkrankungen:
— Diabetes mellitus
— Schilddrüsenerkrankungen

Gynäkologische Erkrankungen:
- Menstruationsstörungen
- Wechseljahresbeschwerden
- Endometriose

Urogenitale Erkrankungen:
- Harnwegsinfekte
- Harninkontinenz
- Benignes Prostatasyndrom (BPS)
- Potenz- und Sexualfunktionsstörungen
- Enuresis (Bettnässen)

Hauterkrankungen:
- Neurodermitis
- Psoriasis
- Herpes Zoster
- Acne vulgaris
- Mykosen, Candidose
- Rosazea

Allergische Erkrankungen:
- Heuschnupfen
- Allergisches Exanthem
- Nahrungsmittelallergie

Augenerkrankungen:
- AMD
- Glaukom
- Augeninfarkt
- Optikusneuritis

Vegetative Erkrankungen:
- Stress und Erschöpfung
- Burn-out
- Tinnitus
- Schlafstörung
- Schwindel

Suchterkrankungen:
- Nikotinabusus
- Alkoholabusus
- Drogenabusus
- Essanfälle

Psychische Störungen:
- Depressionen und Stimmungsschwankungen
- Fibromyalgie
- Angstsyndrome

Erkrankungen bei Kindern:
- ADS/ADHS
- Bettnässen
- Frühkindliche Entwicklungsstörungen

Der Erfolg der Behandlung hängt von einer exakten Diagnosestellung und einer präzisen Umsetzung nach den Regeln der Implantat-Akupunktur ab (Wlasak 2012).

Es ist wichtig, die Bedeutsamkeit der Methode im Rahmen einer ausführlichen Anamnese und Diagnostik im Vorfeld der Behandlung zu erörtern. Der Behandlungserfolg hängt stark von der Erfahrung des Therapeuten ab.

Nach der Behandlung

Inhaltsverzeichnis

4.1   Grundeinstellung – 104

4.2   Selbstregulation – 104

4.3   Selbstachtung – 106

© Der/die Autor(en), exklusiv lizenziert an Springer-Verlag GmbH, DE, ein Teil von Springer Nature 2025
R. Wlasak, S. Lobner, *Implantat-Akupunktur*, https://doi.org/10.1007/978-3-662-71294-8_4

4.1 Grundeinstellung

In den Gesprächen und Telefonaten vor, während und nach der Behandlung möchten Patienten mitunter wissen, ob sie zusätzlich etwas tun können, um
- die Wirkung der Implantat-Akupunktur zu unterstützen,
- das Fortschreiten des Krankheitsprozesses zu begrenzen und
- Begleiterkrankungen entgegenzuwirken.

Viele Erkrankungen und Leiden, die in diesem Buch vorgestellt wurden, verschlechtern die **Lebensqualität** der betreffenden Patienten zum Teil erheblich. Daraus entsteht bei einzelnen Patienten das Bedürfnis mehr Eigeninitiative und Selbstverantwortung zu übernehmen.

Nach langjähriger ärztlicher Tätigkeit haben wir die Erfahrung gemacht, dass Patienten, die sich tiefgreifend und tatkräftig mit ihrer Erkrankung auseinandersetzen, auch eigene Kräfte bis hin zu **Selbstheilungskräften** aktivieren und freisetzen können.

Eine entschiedene innere Haltung sowie eine positive Grundeinstellung können dazu beitragen, die Freisetzung von Botenstoffen und Hormonen wie Endorphinen und Dopamin im Körper und innerhalb des Gehirns auch selbst zu unterstützen.

Diese Grundeinstellungen haben schon oft „kleine Wunder" verrichtet, die man kaum für möglich hielt. Wissenschaftlich wird dieses Phänomen dadurch erklärt, dass der Körper des Menschen grundsätzlich auf **Selbstregulation und -organisation** programmiert ist.

Die Ganzheitlichkeit des Menschen, bestehend aus Körper, Geist und Seele, darf bei diesem Prozess der Selbstregulation jedoch nicht behindert oder selbst blockiert werden. Die Kräfte des Körpers können nur freigesetzt werden, wenn bestehende innere Widerstände analysiert, geprüft und überwunden werden.

Jeder Patient hat individuelle Erwartungen, eine persönliche Grundeinstellung und auch gewisse Vorbehalte. Diese Einstellungen müssen daher zusammen mit dem behandelnden Arzt analysiert und realistisch eingeordnet werden, damit die Patienten selbst einschätzen können, ob eine Behandlung zum gewünschten Erfolg führen kann.

4.2 Selbstregulation

Jeder Mensch sollte immer versuchen, ein Gleichgewicht von Bewegung, Ernährung und Entspannung zu erreichen. In der Mitte dieses Gleichgewichts kann sich die angeborene Selbstregulation des Körpers am besten entfalten.

Die folgenden Anwendungen haben sich hierbei zur Herstellung eines körperlichen und seelischen Gleichgewichts bestens bewährt:

4.2 · Selbstregulation

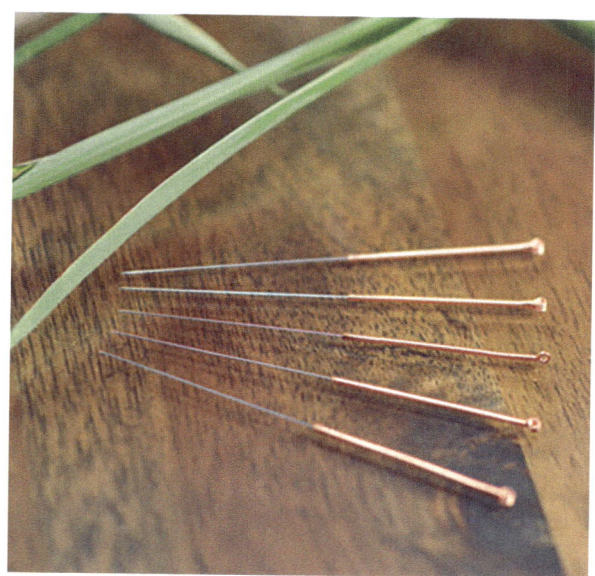

◘ Abb. 4.1 Akupunktur

1. Klassische Akupunktur (◘ Abb. 4.1)
2. Ausleitende Verfahren zur Entgiftung des Körpers
   - Fasten und Tee-Kuren
   - Schröpfen als regulativer Reiz
   - Vermehrtes Schwitzen durch Sauna und Bewegung
   - Infrarotkabine
3. Supplementierung von Vitamin D und B-Vitaminen, Magnesium und Eisen bei Defiziten
4. Überprüfung der eigenen Ernährung auf Vielfalt und Einseitigkeit
5. Entspannung und Achtsamkeitstraining
6. Atemtraining zur Ausleitung von Stress
7. Bewegung oder leichter Ausdauersport
8. Pflege von sozialen Kontakten

Menschen sind soziale Wesen. Zwischenmenschliche Beziehungen und aufrichtige Begegnungen spielen ebenfalls eine herausragende Rolle für das körperliche, geistige und seelische Wohlempfinden.

Eine ausgeglichene Körperbalance sowie ein emotionales inneres Gleichgewicht sind daher nicht nur eine Frage von Bewegung, Ernährung und Entspannung, sondern hängen auch eng mit der Qualität und Quantität sozialer und gesellschaftlicher Kontakte zusammen. Investitionen in Beziehungen (Freunde) und regelmäßige soziale Aktivitäten sind daher ganz wesentlich für ein wahres und echtes Wohlbefinden.

4.3 Selbstachtung

In diesem Zusammenhang beschreibt daher das Prinzip der Selbstachtung die innere Haltung eines Menschen, sich selbst wertzuschätzen, zu respektieren und anzunehmen – unabhängig von äußeren Umständen, Meinungen anderer und Erfolgen. Diese Grundhaltung ist eine fundamentale Basis für das persönliche Wohlbefinden und beinhaltet die Fähigkeit, ein erfülltes und authentisches Leben zu führen.

Das Kernprinzip der Selbstachtung entspringt aus dem Bewusstsein um die aktive Pflege der eigenen körperlichen, seelischen und mentalen Gesundheit. Hierbei gilt es auch für sich selbst **Grenzen zu setzen** und immer bereit zu sein, „NEIN" sagen zu dürfen, um eigenen Bedürfnissen und eigenen Wünschen gerecht zu werden. Ein ehrliches und klares „Nein" ist häufig ein uneingeschränktes „Ja" zu sich selbst.

Das Prinzip der Selbstachtung steht daher ganz im Mittelpunkt für ein gesundes Selbstbild und bildet die Grundlage für Gesundheit, Glück und Wohlbefinden. Hierdurch können enorme Kräfte freigesetzt werden.

Serviceteil

Weiterführende Literatur – 109

Stichwortverzeichnis – 111

© Der/die Herausgeber bzw. der/die Autor(en), exklusiv lizenziert an Springer-Verlag GmbH, DE, ein Teil von Springer Nature 2025
R. Wlasak, S. Lobner, *Implantat-Akupunktur*, https://doi.org/10.1007/978-3-662-71294-8

Weiterführende Literatur

Angermaier M (2018) Leitfaden Ohrakupunktur, 7. Aufl. Elsevier/Urban & Fischer, München
Berg P (2003) Chronisches Müdigkeits- und Fibromyalgiesyndrom. Springer, Berlin/Heidelberg
Focks C (2025) Leitfaden Chinesische Medizin, 8. Aufl. Elsevier/Urban & Fischer, München
Förstl H (2011) Demenzen in Theorie und Praxis, 3. Aufl. Springer, Berlin/Heidelberg
Göbel H (2025) Die Kopfschmerzen, 4. Aufl. Springer, Berlin/Heidelberg
Hesse G (2016) Tinnitus. Thieme, Stuttgart
Hillert A et al (2020) Burn-out – Stress – Depression. Elsevier/Urban & Fischer, München
Höglinger G (2019) Parkinson-Syndrome kompakt. Thieme, Stuttgart
Holz F et al (2011) Altersabhängige Makuladegeneration, 3. Aufl. Springer, Berlin/Heidelberg
Kahl K et al (2011) Praxishandbuch ADHS. Thieme, Stuttgart
Maciocia G (2020) Die Psyche in der chinesischen Medizin. Elsevier/Urban & Fischer, München
Maciocia G (2023) Die Grundlagen der Chinesischen Medizin, 3. Aufl. Elsevier/Urban & Fischer, München
Mazda A et al (2022) Praxishandbuch Depression. Elsevier/Urban & Fischer, München
Schmidt R et al (2021) Multiple Sklerose. Elsevier/Urban & Fischer, München
Stuck B et al (2025) Praxis der Schlafmedizin, 4. Aufl. Springer, Berlin/Heidelberg
Uexküll T (2025) Psychosomatische Medizin, 9. Aufl. Elsevier/Urban & Fischer, München
Wlasak R (2012) Implantat-Akupunktur: Grundlagen und Methodik. Thieme, Stuttgart
Wlasak R et al (2011) Implantat-Akupunktur beim Restless-Legs-Syndrom. DZA 54:6–11

Stichwortverzeichnis

A

Acetylcholin 45
Acetylcholin 73, 78
ADHS 29
ADS 29
Akinetisch/hypokinetisch-rigider Typ 15
Akupunktur 2
– klassische 56
Alkoholabusus 99
Allergie 74
Angst 86
Ankylosierende Spondylitis 63
Äquivalenz-Typ 15
Arthritis, rheumatoide 63
Arthrose 61
Asperger-Syndrom 34
Asthma, allergisches 74
Aufmerksamkeit 44
Aufmerksamkeitsdefizitstörung 29
Augmentation 20
Autismus-Spektrum-Störung 34

B

Bandscheibenvorfall 53, 58
Basalganglien 17, 45
Borderline-Persönlichkeitsstörung 34

C

Cortisol 31, 66, 71, 79, 81

D

DaTSCAN 16
Degeneration, kortikobasale 15
Demenz 43
Demenzprophylaxe 48
Depression 70
Dopamin 17, 20, 33, 54, 71
– Mangel 23
Dopamin 40
Dopamin-Rezeptor 20
Drogenabusus 99

E

Eisenmangel 24
Endorphin 40, 62
Erschöpfung 81
Essanfall 99
Essenzieller Tremor 17

F

Facettengelenksarthrose 59
Fazialisparese 53
Fibromyalgie 83
Frustrationstoleranz 32

G

Gedächtnis 44
Gicht 63

H

Heuschnupfen 74
Hirnreifung 32
Hirnstamm 17
Hirnstimulation, tiefe 21
Histamin 75

I

Immunsystem 38, 40, 81
Implantat-Akupunktur 3, 17, 26
Implax-Nadel 6
Impulskontrollstörung 21, 26
Infektanfälligkeit 77
Interkostalneuralgie 53

K

Klimakterium 68
Kortikobasale Degeneration 15
Kurzzeitgedächtnis 45

L

Lasertherapie 22, 27
Lebensqualität 19, 27, 104
Lewy-Körperchen-Demenz 15
Long-COVID-Syndrom 78

M

Makuladegeneration 91
Melatonin 66
Menopause 68
Migräne 55
Morbus
– Alzheimer 43
– Parkinson 15
Multiple Sklerose 37
Multisystematrophie 15

N

Nachimplantation 22, 27, 28
Nervus vagus 73, 80, 89
Neuralgie 53
Neurodermitis 74
Neuroplastizität 20, 31
Neurostimulation 36, 42, 51, 56, 87
Nikotinabusus 99
Noradrenalin 33, 71

O

Ohrakupunktur 2
Opiat 26
Osteoporose 58
Östrogen 68

P

Panikattacke 86
Parese, progressive supranukleäre 15
Peroneuslähmung 53
Phobie 86
Placebo-Effekt 28
Polyneuropathie 49
Posttraumatische Belastungsstörung 87
Post-Zoster-Neuralgie 53
Prägung 33
Progesteron 68
Progressive supranukleäre Parese 15
Psoriasis-Arthritis 63
Pumpentherapie 21

R

Reizüberflutung 34
Resilienz 32
Restless-Legs-Syndrom 23, 50
Rheumatoide Arthritis 63
Rückenschmerz 58

S

Schädelakupunktur nach Yamamoto 94
Schlafstörung 23, 65
Schlaganfall 93
Selbstachtung 106
Selbstregulation 104
Serotonin 55, 71, 86
Serotonin 33
Skoliose 58
Spannungskopfschmerz 55
Spinalkanalstenose 53, 58
Spondylitis, ankylosierende 63
Sprache 44
Stimmung 19, 27
Stimmung 47
Stoffwechsel 95
Stress 81
Sucht 97
Systemischer Lupus erythematodes 63

T

Templantat 8
Templax-Nadel 8
Tinnitus 88
Titan-Implantate 6
Traditionelle Chinesische Medizin 67
Tremor, essenzieller 17
Tremordominanz-Typ 15
Trigeminusneuralgie 53

U

Übergewicht 95

V

Vascular Endothelial Growth Factor 92
Vegetatives Nervensystem 79

W

Wechseljahre 68

The manufacturer's authorised representative in the EU is Springer Nature Customer Service Centre GmbH, Europaplatz 3, 69115 Heidelberg, Germany. If you have any concerns regarding our products, please contact ProductSafety@springernature.com

Printed and bound by CPI Group (UK) Ltd, Croydon, CR0 4YY

26/03/2026

02078993-0003